Miksi

JODIA

tarvitaan

AF191698

David Brownstein, LT

Miksi JODIA tarvitaan

Alkuperäisteos: IODINE: WHY YOU NEED IT, WHY YOU CAN'T LIVE WITHOUT IT
Copyright © 2014 David Brownstein, LT
Kaikki oikeudet pidätetään. Mitään osaa tästä kirjasta ei saa jäljentää ilman kustantajan kirjallista lupaa.
Käännös Tomi Sunel

Kustantaja: BoD · Books on Demand GmbH, In de Tarpen 42, 22848 Norderstedt
Kirjapaino: Libri Plureos GmbH, Friedensallee 273, 22763 Hamburg
myynti https://www.bod.de/buchshop

ISBN: 978-3-7693-0587-6

Kiitokset

Kiitän ystäviltäni ja kollegoiltani saamastani avusta, jota olen saanut tämän kirjan laatimisessa. Kirjaa ei olisi voitu julkaista ilman toimittajien apua - vaimoni Allison, tohtori Guy Abraham, Stephanie Buist, tohtori Robert Radtke, Dawn Malott ja Janet Darnell. Hailey Brownstein, kiitos korjauksistanne! Haluan myös kiittää potilaitani. Turvallisten ja tehokkaiden luonnonhoitojen etsintänne, on kokonaisvaltaisen lääketieteen liikkeellepaneva voima. Olette seuranneet minua tällä tiellä ja arvostan teitä jokaista.

Kiitän myös henkilökuntaani. Suuret kiitokset, että lähditte tälle matkalle kanssani. Ilman teidän apuanne ja tukeanne mikään tästä ei olisi mahdollista. Arvostan kovaa työtänne ja omistautumistanne.

Varoituksen sana lukijalle

Kirjan tiedot perustuvat kirjoittajan koulutukseen ja ammattikokemukseen. Kirjassa suositeltuja hoitoja ei pidä aloittaa keskustelematta lääkärin kanssa. Asianmukainen laboratorio- ja kliininen seuranta on välttämätöntä, jotta tavoitteet saavutetaan turvallisesti luonnollisilla hoidoilla. Kirja on kirjoitettu ainoastaan valistus- ja koulutustarkoituksiin. Sitä ei ole tarkoitettu käytettäväksi lääketieteellisinä neuvoina.

KIRJOITTAJASTA

David Brownstein, M.D. on lautakunnan sertifioima perhelääkäri, joka hyödyntää perinteisiä ja vaihtoehtoisia hoitomuotoja. Hän toimii lääketieteellisenä johtajana Center for Holistic Medicine vastaanotolla Länsi-Bloomfieldissä, Michiganissa. Hän on valmistunut Michiganin yliopistosta ja Wayne State University School:in lääketieteellisestä tiedekunnasta. Tohtori Brownstein on American Academy of Family Physicians -järjestön ja American College for the Advancement in Medicine -järjestön jäsen. Hän on kahden kauniin tytön, Haileyn ja Jessican, isä ja eläkkeellä oleva jalkapallovalmentaja. Tohtori Brownstein on luennoinut kansainvälisesti luonnonmukaistilla hoidoilla saamistaan menestyksistä. Tohtori Brownsteinin englanninkieliset kirjatkirjat: *Iodine: Why You Need It, Why You Can'tLive Without It; Vitamin B12 for health; Drugs That Don't Work and Natural Therapies That Do; The Miracle of Natural Hormones; Overcoming Thyroid Disorders; Overcoming Arthritis; Salt Your Way to Health; The Guide to Healthy Eating; The Guide to a Gluten-Free Diet; The Guide to a Dairy-Free Diet; The Soy Deception*

Tohtori Brownsteinin vastaanotto sijaitsee osoitteessa:
Center for Holistic Medicine
5821 W. Maple Rd. Ste. 192
West Bloomfield, MI 48322
248.851.1600

www.drbrownstein.com
www.centerforholisticmedicine.com

Omistan kirjan

Elämäni naisille: Allisonille, Haileylle ja Jessicalle kaikella
rakkaudellani.

Lääkäreille, jotka eivät tyydy dogmiin ja jotka ovat valmiita
etsimään uutta paradigmaa, joka edistää terveyttä.

Henkilökunnalleni: Paljon kiitoksia kaikesta avusta ja
kannustuksesta. Arvostan teitä kaikkia ja kovaa työstänne.

Ja potilailleni. Kiitos, että olette kiinnostuneita siitä, mistä minä
olen kiinnostunut.

Viimeisenä, mutta ei suinkaan vähäisimpänä. Omistan tämän
kirjan jodia käsittelevälle mentorilleni:
tohtori Guy Abrahamille.

Sisällysluettelo

Esipuhe

Ensimmäisen painoksen esipuhe

Kaikista ihmisen terveydelle välttämättömistä alkuaineista jodi on väärinymmärretyin ja pelätyin. Jodi on kuitenkin välttämättömistä hivenaineista turvallisin, sillä se on ainoa, jota voidaan antaa turvallisesti pitkiä aikoja suurelle määrälle potilaita niinkin suurina päivittäisinä määrinä kuin 100 000 kertaa suositeltu annos. Tämä turvallisuustilanne koskee kuitenkin vain epäorgaanisia, ei radioaktiivisia jodiyhdisteitä. Kirjallisuuskatsauksen perusteella molemmat muodot, jodi ja jodidi, ovat välttämättömiä kaikkien elinten ja solujen optimaaliselle toiminnalle.[1]

Jotkin orgaaniset jodia sisältävät lääkkeet, kuten amiodaroni, ovat erittäin myrkyllisiä ja niitä määräävät lääkärit. Näiden lääkkeiden vakavista sivuvaikutuksista syytetään epäorgaanista jodia, vaikka tutkimukset ovatkin osoittaneet selvästi, että koko molekyyli on myrkyllinen, ei siitä vapautuva jodi. Esimerkiksi kilpirauhashormonit ovat orgaanisia jodia sisältäviä yhdisteitä. Yksikään lääkäri ei ole johtanut kilpirauhashormonien vaikutuksia epäorgaanisesta jodista. Miksi ei? Niissä on periaatteessa samoja jodimuotoja kovalenttisesti sidottuna orgaaniseen molekyyliin. Uskonkin, että epäjohdonmukainen kaksoisajattelu johtuu mitä todennäköisimmin jodin puutteen aiheuttamasta heikentyneestä kognitiosta. Lääketieteellinen jodifobia on saattanut aiheuttaa enemmän inhimillistä kärsimystä ja kuolemaa kuin molemmat maailmansodat yhteensä, estämällä optimaalisen fyysiselle ja psyykkiselle terveydelle välttämättömän päivittäisen jodimäärän mielekkään kliinisen tutkimuksen.[2]

On mielenkiintoista, että aikaisempien sukupolvien kliinisten lääkäreiden suosittelema päivittäinen jodimäärä, 12,5-37,5 mg Lugolin liuoksen muodossa, on täsmälleen sama, kuin mikä takaa riittävyyden koko ihmiskeholle hiljattain kehitetyn rasitustestin perusteella.[3] Jodi/jodidi oikeina määrinä johti raskasmetallien, kuten lyijyn ja elohopean lisääntyneeseen erittymiseen virtsaan ja sillä oli myrkkyjä poistava vaikutus lisäämällä myrkyllisten halogeenien fluorin ja bromin erittymistä. On aika herätä ja tajuta, että istumme menneisyyden jättiläisten harteilla, jotka ovat antaneet meille hyödyllistä tietoa, jonka me olemme hylänneet asiantuntijoiksi itsensä nimittäneiden ennakkokäsitysten vuoksi.

Tohtori David Brownsteinin kirja on tervetullut irtiotto menneisyydestä ja tuore katsaus tosiasioihin, hyläten myytit ja perusteettomat huolenaiheet epäorgaanisesta ei-radioaktiivisesta jodista/jodidista. Potilaat tulevat olemaan kiitollisia tohtori Brownsteinille siitä, että hän on tuonut esiin yksinkertaisen, turvallisen ja edullisen tavan parantaa monia sairauksia.

Lopullinen parantaja on taivaan ja maan Luoja. Hänen ohjauksensa on tuntunut jatkuvasti tämän hankkeen aikana. Siunatkoon ja ohjatkoon hän tohtori Brownsteinia ja hänen potilaitaan.

"Minä, Herra, olen teidän parantajanne."
(2. Moos. 15:26)

Guy E. Abraham, M.D., FACN.

[1]Abraham, G.E., Flechas, J.D., Hakala, J.C., Orthoiodosupplementation: Riittävä jodi koko ihmiskehon kokonaistarpeelle. The Original Internist, 9:30-41, 2002.

[2]Abraham, G.E., The Wolff-Chaikoff Effect of Increasing Jodide Intake on the Thyroid. Townsend Letter, 245:100-101, 2003.

[3]Abraham, G.E., Jodilisän turvallinen ja tehokas toteuttaminen eli ortojodilisäys lääketieteellisessä käytännössä. The Original Internist, huhtikuu 2004.

[4]Abraham, G.E., Jodilisäys lisää huomattavasti fluoridin ja bromin erittymistä virtsaan. Townsend Letter, 238:108-109, 2003.

Neljännen painoksen esipuhe

(Kirjoittajan huomautus: Tohtori Abraham kuoli ennen kuin aloin työstää tämän kirjan viidettä painosta. Hän oli ystävällisesti kirjoittanut uuden esipuheen jokaista painosta varten. Liitän mukaan viimeisen esipuheen, jonka hän kirjoitti minulle).

Alle viisi vuotta sitten tohtori David Brownstein esitteli lääketieteelliselle yhteisölle ja lääketieteen harjoittajille kirjansa keskeisestä alkuaineesta, jodista, jossa hän kuvailee kokemuksiaan ortojodi lisäravinneohjelmasta ja jodi/jodidirasitustestistä.[1] Testi on yksinkertainen, suoraviivainen ja käytännöllinen.

Sen jälkeen hän on kulkenut halki Yhdysvaltojen mantereen idästä länteen ja pohjoisesta etelään luennoimassa kokemuksistaan epäorgaanisesta, ei-radioaktiivisesta jodista lääkäreille, muille terveydenhuollon ammattilaisille ja kuluttajille. Pääasiassa hänen sinnikkäiden ponnistelujensa ansiosta hän on vakuuttanut terveydenhuollon ammattilaisille, että epäorgaaninen ei-radioaktiivinen jodi on turvallista ja tehokasta. Nyt on tuhansia lääkäreitä ja muita terveydenhuollon ammattilaisia, jotka käyttävät jodi/jodidirasitustestiä ja toteuttavat ortojodi lisäravinneohjelmaa turvallisesti ja menestyksekkäästi omissa vastaanotoissaan. Kokeiltuaan ortojodi lisäravitsemusta itseensä ja läheisensä, he vakuuttuivat, että välttämättömän ravinteen lääketieteellinen jodipelko ei ollut perusteltua.

Ortojodi lisäravinneohjelmaa koskevia uusia tutkimustuloksia esittelevien julkaisujen määrä on lisääntynyt huomattavasti tässä lyhyessä ajassa. Joulukuuhun 2008 mennessä on julkaistu 23 käsikirjoitusta. Tohtori Brownstein on ainoa kirjoittaja tai toinen kirjoittaja viidessä näistä julkaisuista. Nämä julkaisut ovat saatavilla verkkosivuillamme https://www.optimox.com/education/.

Tohtori Brownstein ja minä kirjoitimme yhdessä julkaisun, jossa raportoitiin C-vitamiinin positiivisesta vaikutuksesta 3000 mg/vrk jodin vialliseen solukuljetusjärjestelmään, mikä korostaa täydellisen ja monipuolisen ravitsemusohjelman tärkeyttä yhdessä

12

ortojodi lisäravinteen kanssa[2] parhaiden tulosten saavuttamiseksi. Julkaisin hiljattain yhteistyössä tohtoreiden Brownsteinin ja Flechasin kanssa menetelmän, jolla voidaan arvioida syljen ja seerumin epäorgaanisen jodidin suhdetta jodi/jodidi symporterijärjestelmän[3] tehokkuuden indeksinä. Olemme määritelleet normaaliarvot ja olemme osoittaneet seerumin bromidipitoisuuden nousun negatiivisen vaikutuksen tähän suhteeseen, mikä viittaa siihen, että bromidi häiritsee solujen jodidin ottoa. Jodin saanti päivittäin 50-75 mg jodia Lugolin tablettina (Iodoral®) vaikutti positiivisesti syljen ja seerumin jodidisuhteeseen ja vähensi seerumin bromidipitoisuutta.

Solujen jodinottokyvyssä rintasyöpäpotilailla, joilla solujen bromitaso[4] on kohonnut, on todettu poikkeavuuksia kilpirauhasen kyvyssä käyttää jodia kilpirauhashormonin tuotannossa fibromyalgian[5] yhteydessä. Jodi yksinään 100 mg/vrk paransi selvästi oireiden pistemääriä. Suurten annosten lisääminen B2- ja B3-vitamiinia paransi entisestään FM-potilaiden yleistä hyvinvointia.[6]

Jodiprojekti on nyt kahdeksan vuotta vanha ja vahva, mutta ei ilman vihollisia. Jatkuva tutkimus ja julkaisutoiminta, lääkäreiden ja kuluttajien valistaminen sekä ortojodi lisäravinneohjelman laajempi käyttö ovat tehokkaimpia keinoja torjua jodifobista bioterrorismia ja lääketieteellistä jodifobiaa.

Välttämättömän alkuaineen, jodin, tulevaisuus näyttää hyvin lupaavalta lääketieteellisessä käytössä. Löydämme uudelleen sen, minkä lääketieteelliset edeltäjämme jo tiesivät. Lainatakseni Nobel-palkittua Albert Szent-Gyorgyia[7]: "Kun opiskelin lääketiedettä, kaliumjodidi (KI) oli yleislääke. Kukaan ei tiennyt, mitä se teki, mutta se teki jotain ja hyvin. Meillä opiskelijoilla oli tapana tiivistää tilanne seuraavasti tähän pieneen riimiin: *"Jos et tiedä missä, miksi ja mitä; määrää silloin KI:tä"*. Meidän lääketieteelliset edeltäjämme, joilla oli käytössään vain hyvin vähän ja karkeita välineitä, joutuivat käyttämään kahta luonnon antamaa välinettä, (joiden käyttö on sittemmin mennyt pois muodista): silmiä ja aivoja. He olivat tarkkoja havainnoitsijoita ja jodidin yleinen käyttö saattoi olla perusteltua."

Korkein Jumala, taivaan ja maan Luoja, johdattakoon meitä jatkossakin ja tuokoon päivänvaloon sen, mitä on pidetty pimeydessä yli 60 vuotta: Keskeisen alkuaineen, jodin turvallisen ja tehokkaan käytön lääketieteessä.

Guy E. Abraham, M.D., FACN.

[1]Brownstein, D., Jodi: Miksi tarvitaan. Miksi ilman ei elä, Medical Alternatives Press, West Bloomfield, MI 2004

[2]Abraham, G. ja Brownstein, D. Todisteet siitä, että C-vitamiinin antaminen parantaa viallisia jodin solukuljetusmekanismia: Tapausselostus. The original Internist. 12 (3): 125-130, 2005

[3]Abraham, G., Flechas, J., Todisteet jodidin puutteellisesta soluhapettumisesta ja organifikaatiosta naisella, jolla on fibromyalgia ja krooninen väsymysoireyhtymä. The Original Internist. 14(2):77-82. 2007

[4]Abraham, G., Flechas, J., Todisteet jodidin puutteellisesta soluhapettumisesta ja organifikaatiosta naisella, jolla on fibromyalgia ja krooninen väsymysoireyhtymä. The Original Internist. 14(2):77-82. 2007

[5]Abraham, G., et al. IBID. The Original Internist. Vol. 142:77-82. 2007.

[6]Abraham, G. ja J.D. Flechas, MD, 100 mg:n päivittäisen jodin nauttimisen vaikutus yhdistettynä suuriin B2- ja B3-vitamiinien (ATP-kofaktorit) annoksiin viidellä fibromyalgiaa sairastavalla henkilöllä. The Original Internist, 15(1):8-15, 2008.

[7]Szent-Gyorgyi, Bioenergetics Academic Press, NY. 1957

Alkusanat

Alkusanat ensimmäiseen painokseen

Kokonaisvaltaisen lääketieteen harjoittaminen yli 10 vuoden ajan on johdattanut minut monien hienojen ihmisten pariin. Näiltä ihmisiltä olen oppinut valtavasti siitä, miten käyttää turvallisia ja luonnollisia lääkkeitä edistämään todellista paranemista kehossa turvautumatta keinotekoisiin aineisiin (ts. lääkkeisiin), jotka hoitavat vain sairauden oireita eivätkä juurikaan sairauden varsinaista syytä.

Olen oppinut monilta hienoilta lääkäreiltä, jotka ovat olleet mukana tutkimassa ja kouluttamassa muita, menestyttyään parantamisessa luonnontuotteilla. Heitä ovat mm: Jonathan Wright, Majid Ali, Broda Barnes ja William Jeffries. Lisäksi on monia muitakin.

Haluaisin lisätä vielä yhden nimen tähän luetteloon. Hänen nimensä on tohtori Guy Abraham. Hän on tutkinut jodihoidon hyötyjä 6 vuoden ajan. Hän on tutkinut jodin vaikutuksia ja perehtynyt jodihoitoa koskeviin tutkimuksiin. Tohtori Abraham on kirjoittanut lukuisia artikkeleita jodia koskevista vääristä tiedoista ja miten väärät tiedot ovat heikentäneet monen terveyttä.

Kun luin Townsendin kirjettä lääkäreille ja potilaille (toukokuu 2003), luin kirjeen, joka oli otsikoitu "Jodilisäys lisää huomattavasti fluoridin ja bromidin erittymistä virtsaan" ja kiinnostuin. Tiesin jodin puutteesta ja sen seurauksista. Tiesin myös joistakin myrkyllisistä aineista ravinnossamme, kuten fluoridi ja bromidi, jotka eivät ainoastaan estäneet jodin käyttöä kehossa, vaan korostivat jodin puutetta. Luettuani tohtori Abrahamin kirjeen, soitin hänelle.

Kerroin kiinnostukseni jodin testaukseen ja hoitokäyttöön ja tohtori Abraham alkoi opettaa jodin testausta ja miten jodia käytetään oikein. Sen jälkeen olen testannut satoja potilaita ja havainnut merkittävän osuuden (>90%) olevan laboratoriokokeiden ja kliinisen tutkimuksen mukaan jodin puutteessa. Hoito oikealla jodimäärällä ja jodiyhdisteellä on tuottanut runsaasti hyvää terveyttä monille potilaille.

Olemme tehneet yhteistyötä Tohtori Abrahamin kanssa jo monia kuukausia. Hän on yksi monista lääkäreistä, joka ei pelkää tulla esiin kertomaan, mitä pitää oikeana, vaikka se ei sopisikaan vakiintuneelle yhteisölle. Mutta tohtori Abrahamilla on koeteltu tiede osaamisensa tukena. Opiskeltuani satoja tieteellisiä artikkeleita, huomasin tohtori Abrahamin näkemykset jodista 100% oikeiksi.

Kirjaa ei olisi kirjoitettu ilman tohtori Abrahamin apua ja tutkimuksia. Olen oppinut valtavan paljon tohtori Abrahamilta, enkä voi kiittää häntä riittävästi.

LT David Brownstein
Huhtikuu 2004

Alkusanat viidenteen painokseen

Kymmenen vuotta sitten aloin työskennellä jodin parissa mentorini tohtori Guy Abrahamin kanssa. Tohtori Abraham kuoli helmikuussa 2013. Kaipaan häntä suuresti.

Tohtori Abraham oli yksi loistavimmista tuntemistani lääkäreistä ja tiedemiehistä. Hän oli mielenkiintoinen henkilö, joka aloitti uransa tutkijana kehittäen hormonitasojen mittausmenetelmiä. Tri Abrahamin varhaisia tutkimuksia 1950-luvulta käytetään yhä steroidihormonien tason määrityksessä.

Hänen mielenkiintonsa jodiin syntyi hänen etsiessään turvallisia ja luonnollisia hoitoja optimaalisen terveydentilan saavuttamiseksi. Alkaessaan tutkia jodia, hän hämmästyi, kun kehon joditason mittaukseen ei ollut tarkkaa testiä. Muutamassa vuodessa Tri Abraham kehitti 24-tunnin rasitustestin jodille.

Tri Abraham julkaisi löytönsä Townsend Letter lehdessä toukokuussa 2003. Luin toimittajalle lähetetyn kirjeen, jonka otsikko oli "Jodin antaminen lisäravinteena lisää fluoridin ja bromidin eritystä virtsaan." Kiinnostuin siitä. Siihen aikaan tiesin jodin puutteen ja sen seuraukset. Olin silloin turhautunut, koska käyttämäni jodi (jodidi muodossa) ei auttanut potilaita. Se ei aiheuttanut haittoja, mutta ei auttanut ketään.

Luettuani Tri Abrahamin kirjeen soitin hänelle ja kerroin kiinnostuksestani oppia hänen uusi testinsä. Pitkähkön ajan kuluttua (Tri Abraham lämpiää hitaasti uusiin henkilöihin) aloimme vähitellen työskennellä yhdessä. Seuraavan kymmenen vuoden aikana Tri Abraham opetti minulle enemmän jodista, sen testauksesta ja puutteiden hoidosta, kuin tietääkään.

Lensin Kaliforniaan muutaman kerran vuodessa työskentelemään ja opiskelemaan Tri Abrahamin laboratoriossa. Matkat olivat älyllisesti kiehtovimpia jaksoja aikuisen elämäni aikana. Tri Abraham opetti arvioimaan kriittisesti lääketieteellisiä tutkimuksia. Tapaamisissamme meillä oli aina biokemian kirjat esillä ja keskustelimme tuntikausia kehon biokemiallisista reaktioista. Kaipaan häntä ja keskustelujamme kovin paljon.

Mutta jatkan hänen työtään. Opimme edeltäjiltämme. Sain oppia yhdeltä parhaista. Tohtori Abraham, sinua kaivataan, mutta työsi on edistänyt lääketiedettä ja mikä tärkeintä, auttanut lukemattomia potilaita.

Jodin tarina ei ole vielä täydellinen. Jatkuva altistus halogeeneille, bromidille, fluoridille ja klooriyhdisteille, pakottaa pitämään joditason optimaalisena. Suuri joukko sairauksia liittyy jodin puutteeseen, kuten rinta-, kilpirauhas-, munasarja-, kohtu-, ja eturauhassyövät, kilpirauhasen autoimmuunisairaudet, kilpirauhasen vajaatoiminta, rintojen fibrokystiset kyhmyt, ADHD, krooninen väsymys ja fibromyalgia. Kaikki nämä voidaan liittää jodivajeeseen.

Kirjan tarkoitus on kertoa jodista. Varmistuminen siitä, että sinä ja perheesi saatte riittävästi jodia voi merkitä eroa terveen elämän ja sairauksien vaivaaman elämän välillä. Jodi on todella hämmästyttävä välttämätön ravinne. On kunnia saada kirjoittaa siitä.

MEIDÄN KAIKKIEN TERVEYDEKSI!

David Brownstein, LT
Tammikuu 2014

Luku 1: Johdanto jodiin

Steven, 55-vuotias valokuvaaja, valitti luovien kykyjensä menettämistä. "En näe kuvia niin kuin ennen. Itse asiassa minulla ei ole motivaatiota edes työskennellä. Tuntuu kuin olisin sumussa", hän sanoi.

Stevenillä oli diagnosoitu masennus kolme vuotta aiemmin ja häntä oli hoidettu masennuslääkkeillä. Vaikka masennuslääkkeet paransivat hänen oloaan jonkin verran, hän huomasi, että hänellä oli vaikeuksia olla tuottava työssä. "Liiketoimintani oli menossa alaspäin. Asiakkaita lähti vasemmalta ja oikealta", hän kertoi. Kun tapasin Stevenin, hänellä oli monia kilpirauhasen vajaatoiminnan merkkejä, kuten huono kulmakarvojen kasvu, hitaat refleksit, turvotus silmien alla ja hyvin kuiva iho. Stevenin verikoetuloksissa kilpirauhasen toiminta osoitti alhaisia normaaleja arvoja ja hyvin matalaa peruslämpötilaa (96,6 Fahrenheit astetta, normaali 97,8-98,2 astetta). Stevenin jodirasituskokeessa todettiin alhainen joditaso, jossa erittyi 23 prosenttia jodista (normaali: > 90 % erittyminen. Jodirasituskokeen tulokset selitetään luvussa 2). Häntä hoidettiin aluksi 50 mg päiväannoksella jodia/jodidia (Iodoral®). Hänen veri- ja hiuskokeensa paljastivat ravitsemuksellisia puutteita, jotka vaikuttivat hänen ongelmiinsa. Hänelle määrättiin vitamiinien, kivennäisaineiden ja puhdistamattoman suolan (Celtic Sea Salt®) yhdistelmä jodin lisäksi.

Kahden kuukauden seurantakäynnillä hän kertoi: "Voin paljon paremmin. Se on kuin yö ja päivä. Luovuuteni taso on parantunut valtavasti. Pystyn nyt näkemään asioita töissä. Sinulla on joko silmää valokuvaukseen tai sinulla ei ole. Nyt minulla on se taas. Tunnen itseni 20-vuotiaaksi. Töissä puhelimeni ei lakkaa soimasta. Ainoa huono asia on se, että minulla alkaa olla liian kiire. "

Päivitys (2. painos) Stevenin tapauksesta: Steven on ottanut 50 mg jodia päivässä kahden vuoden ajan. Hänen viimeisin jodirasituskokeensa on parantunut 85 %:n erittymiseen (normaali >90 % erittyminen).

Uusi 5. painoksen päivitys: Stevenin jodirasitustesti on nyt normaali (>95 % erittyminen). Hän sanoi äskettäin: "Voin hyvin. Jodi on todella muuttanut elämäni ja muuttanut sen parempaan suuntaan. Olen kiitollinen siitä, että voin näin hyvin. "

Stevenin tarina ei ole ainutlaatuinen. Ihmiskeho on ihmeellinen asia. Jos sille annetaan oikeat ravintoaineet, se kykenee toimimaan optimaalisesti. Sitä vastoin, kun raaka-aineet (vitamiinit, kivennäisaineet, hormonit, entsyymit, aminohapot jne.) puuttuvat tai ovat epätasapainossa, se luo pohjan huonolle terveydelle ja sairauksien puhkeamiselle. Tällä hetkellä jodin puute on epidemian mitoissa. Kirjassa tarkastellaan jodin puutteen syitä ja hoitoa.

Mitä jodi tekee?

Jodi on tunnettu välttämättömänä kilpirauhashormonin tuotannon alkuaineena jo yli 100 vuoden ajan. Jodin muista vaikutuksista elimistössä mainitaan kuitenkaan harvoin sen enempää. Jodia on jokaisessa kehon triljoonassa solussa. Ilman riittävää jodipitoisuutta elämä ei ole mahdollista.

Jodi ei ole välttämätön ainoastaan kilpirauhashormonin tuotannossa, vaan se vastaa myös kaikkien muidenkin hormonien tuotannosta elimistössä. Riittävä jodipitoisuus on välttämätön immuunijärjestelmän toiminnalle. Jodi ehkäisee voimakkaasti bakteereita, loisia, viruksia ja syöpää. Jodi on myös tehokas rinta- ja munasarjakystien hoidossa. Taulukossa 1 luetellaan joitakin jodin monia hyötyjä ja joitakin oireita, jotka hyötyisivät riittävästä jodin käytöstä lisäravinteena. Kirjassa tarkastellaan jodin monia terapeuttisia käyttötapoja.

Taulukko 1: Jodin terapeuttiset vaikutukset ja jodilla hoidettavat oireet.

Terapeuttiset vaikutukset	Jodilla hoidetut oireet
Syöpää torjuva	Fibrokystiset rinnat
Antibakteerinen	Päänsärky ja migreeni
Antiparasiittinen	Korkea verenpaine
Antiviraalinen	Infektiot
Nostaa pH:ta	Arpikudos
Poistaa limaa	Maksasairaudet
	ADHD
	Väsymys
	Munasarjojen sairaudet
	Verisuonten kalkkeutumat
	Rintasairaudet
	Liman eritys
	Dupuytrenin kontraktuura
	Munuaiset, virtsan valkuainen
	Peräpukamat
	Struuma
	Sylkikanavan kivet
	Peyronien tauti
	Eturauhasen sairaudet
	Talikystat
	Kilpirauhasen häiriöt
	Emättimen infektiot

Noin 1,5 miljardia ihmistä, noin kolmannes maapallon väestöstä, asuu Maailman terveysjärjestön määrittelemällä jodipuutosalueella. Jodin puutostila voi johtaa henkiseen jälkeenjääneisyyteen, struumaan, lisääntyneeseen lapsi- ja imeväiskuolleisuuteen, hedelmättömyyteen ja sosioekonomiseen

21

taantumaan.[1] Jodin puutos on yleisin tunnettu ehkäistävissä oleva kehitysvammaisuuden muoto.

Jodi on suhteellisen harvinainen alkuaine, sillä se on maapallon alkuaineista 62. runsain. Jodia esiintyy pääasiassa merivedessä hyvin pieniä määriä ja kivissä (yleensä meren lähellä), jotka muodostuvat meriveden haihtuessa. Jodia esiintyy myös meren eliöissä, kuten merilevässä. Itse asiassa merilevä on yksi runsaimmista jodilähteistä, koska merilevä kykenee keräämään suuren määrän jodia merivedestä.

Jodia ei ole kovin runsaasti maankuoressa. Sitä arvioidaan olevan noin 0,3-0,5 miljoonasosaa. Itse asiassa se on alkuaineiden runsauden suhteen alimmassa kolmanneksessa.[2] Jos maaperässä on riittävästi jodia, siinä viljellyt kasvit sisältävät riittävästi jodia. Sitä vastoin jodipuutteisella maaperällä kasvatetuissa viljelykasveissa on vähän jodia.

Jodia esiintyy luonnossa ei-radioaktiivisessa ja radioaktiivisessa muodossa. Radioaktiivista jodia voidaan käyttää lääketieteessä tiettyjen sairauksien, erityisesti kilpirauhassairauksien, diagnosointiin ja hoitoon.

Kaupallisesti saatavilla oleva ei-radioaktiivinen jodi on peräisin pääasiassa useista eri lähteistä: Chileläinen salpietari, merilevä ja öljylähteiden suolavesi. Meren aaltojen vaikutus voi tehdä jodista kaasua. Ilmassa kulkeuduttuaan jodi voi yhdistyä veteen tai ilmaan ja päästä maaperään. Ei-radioaktiivinen jodi voi joutua elintarvikejärjestelmään monin eri tavoin. Ensinnäkin kasvit voivat ottaa jodia maaperästä. Toiseksi, ilmassa kulkeutuva jodi voi päätyä makean veden varantoihin, ja lopuksi ilmassa oleva jodi voi päätyä maahan, yhdistyä suolaan ja muuttua jodioiduksi suolaksi.

Radioaktiivista jodia voi joutua ilmaan ydinvoimaloissa tapahtuvista reaktioista tai ydinvoimaloiden räjähdyksistä. Radioaktiivinen jodi on yhdistetty tiettyihin syöpätyyppeihin, kuten kilpirauhassyöpään ja tiettyihin verisyöpiin. Lapset ovat alttiimpia radioaktiiviselle jodille, koska heillä on pienemmät kilpirauhaset. He saavat altistuessaan radioaktiiviselle jodille suhteessa suuremman radioaktiivisen annoksen kuin aikuiset.

Radioaktiivisen jodin aiheuttamia vaurioita voidaan ehkäistä nauttimalla ei radioaktiivista epäorgaanista jodia.

Japanissa sijaitsevan Fukushiman ydinreaktorin sulamisen pitäisi antaa meille kaikille aihetta huoleen. On parasta varmistaa jodin riittävyys sekä terveys- että turvallisuusnäkökohtien vuoksi. Jos meitä joskus kohtaa Fukushiman kaltainen onnettomuus, riittävä jodi olisi suojaava tekijä, joka minimoisi radioaktiivisen jodin aiheuttamat altistumisongelmat.

Missä jodia on elimistössä?

Jokainen kehon solu sisältää ja käyttää jodia. Jodi on keskittynyt rauhasjärjestelmään elimistössä. Kilpirauhasessa on suurempi jodipitoisuus kuin missään muussa elimistön elimessä.

Suuria määriä jodia varastoituu myös moniin muihin kehon alueisiin, kuten sylkirauhaset, aivo-selkäydinneste ja aivot[3], mahalaukun limakalvo, suonikalvopleksus, rinnat, munasarjat ja silmän sädekehä. Aivoissa jodi keskittyy substantia nigraan, aivojen tummaan alueeseen, joka on liitetty Parkinsonin tautiin.

Jodi on välttämätöntä lasten normaalin kasvun ja kehityksen kannalta. Vakava jodin puute voi johtaa vakavaan henkiseen vajaatoimintaan, kuurouteen ja struumaan. Lisäksi spontaanit abortit sekä fyysisen ja älyllisen kehityksen viivästyminen liittyvät jodin puutteeseen. Huomio, tarkkaavaisuus- ja ylivilkkaushäiriö (ADHD) liittyy myös jodin puutteeseen (ks. luku 10).

Myös liika jodi voi olla ongelma. Harvinaisissa tapauksissa liiallinen jodi (>1g/vrk) on yhdistetty kilpirauhasen liikatoiminnan oireisiin.

Jodin historia

Bernard Courtois löysi jodin ensimmäisen kerran vuonna 1811 valmistettaessa ruutia[4]. Hän valmisti kaliumin ja natriumin yhdisteitä merilevästä. Kun hän lisäsi vahingossa liikaa rikkihappoa seokseen, hän havaitsi siitä syntyvän violetteja höyryjä. Purppuran värin vuoksi uusi alkuaine nimettiin jodiksi (jodi tarkoittaa kreikaksi violettia).[5]

Jodin ensimmäisestä lääketieteellisestä käytöstä raportoi Jean Francois Coindet (1774-1834), joka osoitti, että struumaa (eli kilpirauhasen turvotusta) voitiin hoitaa jodilla. Jodin käyttö struuman hoitoon oli ensimmäinen kerta, kun yksittäistä tuotetta (jodi) käytettiin tietyn sairauden (struuma) hoitoon. Jotkut mainitsevat tämän länsimaisen lääketieteen synnyksi.

Jean-Baptiste Boussingault (1802-1887) vahvisti Coindetin työn vuonna 1824. Boussingault havaitsi, että struumaa ei esiintynyt monilla hopeakaivosalueilla. Hänen kokeensa osoittivat vakuuttavasti, että kaivosalueilla vedessä oleva jodi esti vettä juoneiden ihmisten sairastumisen struumaan. Hän suositteli tuolloin, että struuma voitaisiin ehkäistä juomalla jodia sisältävää vettä, joka oli peräisin näistä kaivoksista. Valitettavasti Yhdysvalloissa kesti lähes 100 vuotta ennen kuin Boussingault'n tulokset saatiin käyttöön. Tänä aikana lukematon määrä amerikkalaisia kärsi jodin puutteesta ja struumasta.

Michigan/Ohio tutkimukset

Suurten järvien rannikon osavaltioissa esiintyi 1900-luvun alussa runsaasti struumaa. Johtuen Boussingault'n ja Coindet'n aikaisempien töiden perusteella oletettiin, että jodin lisääminen Suurten järvien alueella asuvien ihmisten ruokavalioon vähentäisi struuman esiintymistä. Vuosina 1923-1924 osavaltion Michiganin terveysministeriö teki laajamittaisen tutkimuksen struuman esiintymisestä neljässä piirikunnassa. Tutkituista 66 000 koululaisesta lähes 40 prosentilla oli kilpirauhasen suurentuma (eli struuma).[6 7 8] Vuonna 1924, alueella otettiin käyttöön jodioitu suola. Vuoteen 1928 mennessä struuma väheni 75 prosenttia, ja 1951 alle 0,5 prosentilla kouluikäisistä lapsista oli struuma. Tutkimukset osoittivat myös, että jodisuolan säännöllisillä käyttäjillä struumaa esiintyi vähemmän, kuin jodisuolaa käyttämättömillä.

David Marine suoritti ensimmäisen laajamittaisen tutkimuksen jodin käytöstä hoitona struuman vähentämiseksi. Aikaisin 1900-luvulla hän tutki jodilisän myönteisiä vaikutuksia struuman vähentämiseen maatilojen eläimillä. Marine arvioi ihmisten hoidossa tarvittavan jodin määrän eläimillä saatujen tulosten perusteella.

Tohtori Marine valitsi Akronin, Ohio, jodilisäyksen testausalueeksi. Akron, Ohio valittiin koska Akronissa[9] oli paljon struumaa - 56 prosentilla kouluikäisistä tytöistä oli struuma. Tytöillä oli 600 prosenttia enemmän struumaa, kuin pojilla.[10] Syy oli lisääntynyt jodin tarve murrosikäisillä tytöillä poikiin verrattuna. Murrosiässä kasvaa ensimmäisenä rintarauhaskudos, joka vaatii merkittäviä määriä jodia. Tohtori Marine tutki kahta opiskelijaryhmää:

1. 2305 oppilaan vertailuryhmä, jolle ei annettu jodia.
2. 2190 oppilaan hoitoryhmä, jolle annettiin 9 mg natriumjodidia päivässä (keskimäärin päivittäin) 2,5 vuoden ajan. Tämä jodiannos on lähes 100-kertainen nykyiseen jodin saantisuositukseen verrattuna.

Tulokset on esitetty kuvassa 1. Verrokkiryhmässä (ei jodia) struuma esiintyi 22 %:lla. Hoitoryhmässä struuman esiintyvyys väheni merkittävästi ja oli vain 0,2 prosenttia.

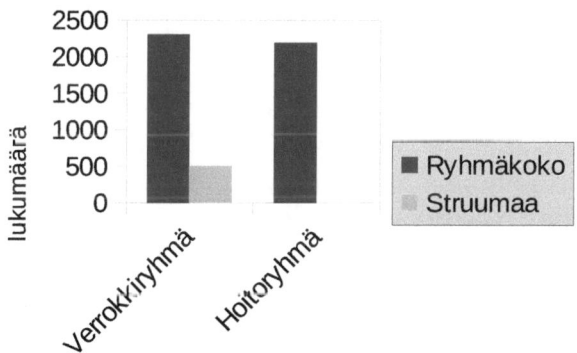

Kuva 1: Tohtori Marinen joditesti.

Michiganissa ja Ohiossa jodioidun suolan käytöstä saatujen myönteisten tulosten vuoksi muualla Yhdysvalloissa lisättiin nopeasti jodia suolaan, mikä vähensi struuman määrää koko maassa. Nykyään maailman terveysjärjestö WHO edistää aktiivisesti jodioidun suolan käyttöä struuman ehkäisemiseksi kaikkialla maailmassa.

Miten jodia täydennetään?

Toisin kuin vitamiineja ja kivennäisaineita, jodia ei ole riittävästi useimmissa elintarvikkeissa. Jotkut kasvit ottavat jodia, kun sitä on maaperässä. Jodia on monissa meren antimissa, kuten kaloissa (turska, meriahven, kolja ja ahven) ja merilevässä. Jodia voi olla myös monissa muissa elintarvikkeissa, joko lisäämällä jodia eläinten rehuun tai kasvuympäristöön.

Jodia on lisätty myös suolaan. Yhdysvaltain hallitus totesi, että jodin lisäys suolaan oli kustannustehokkain tapa ehkäistä kilpirauhasen struuma. Jodin nauttiminen jodioidun suolan avulla ei maksa senttiäkään päivässä. Vaikka jodin lisääminen suolaan on vähentänyt struuman esiintyvyyttä, se ei riitä kattamaan koko elimistön jodin tarvetta. Tästä lisää luvussa 2.

Paljonko suolassa on jodia?

Jodia lisätään ruokasuolaan 100 ppm kaliumjodidina, mikä vastaa 77 µg jodia/grammassa ruokasuolaa. Arvioiden mukaan alle 50 prosenttia Yhdysvaltojen väestöstä käyttää jodioitua ruokasuolaa.[11] Arvio on kuitenkin todennäköisesti korkea, koska vähäsuolaiset ruokavaliot ja vähäsuolaiset elintarvikkeet ovat yleisiä. Uskon, että jodioitua suolaa käyttävien amerikkalaisten määrä on reilusti alle 50 prosenttia, luultavasti noin 30 prosenttia. Luku 2 käsittelee tätä aihetta yksityiskohtaisemmin.

Jodin määrä elintarvikkeissa vaihtelee. Merenelävät, useat vitamiinit ja monet maataloustuotteet voivat sisältää jodia. Maitotuotteet, kananmunat ja liha voivat sisältää jodia, jos jodia on lisätty eläinten rehuun asianmukaisesti.

Taulukossa 2 luetellaan joidenkin amerikkalaisten elintarvikkeiden jodipitoisuus. Jodi on kuitenkin poistettu monista elintarvikkeista 1980-luvulla, joten nämä arviot eivät ehkä ole enää voimassa USA:ssa eikä Suomessa.

Taulukko 2: Jodipitoisuus eräissä elintarvikkeissa USA:ssa.

Elintarvike	jodia (µg)/annos
Valmiit viljat	87
Maitopohjaiset jälkiruoat	70
Kala	57
Maito	56
Maitotuotteet yhteensä	49
Munat	27
Leipä	27
Pavut, herneet, mukulat	17
Liha	16
Siipikarja	15

Taulukon 2 lähde: 1990 Rautaa, sinkkiä, kuparia, mangaania, seleeniä ja jodia elintarvikkeissa USA:n kokonaisruokavalion tutkimus. J. Food Compos. Anal. 3:166

Miksi maaperästä puuttuu jodi?

Valtamerten ympärillä olevassa maaperässä on yleensä riittävästi jodia. Mitä kauempana ollaan sisämaassa ja vuoristoalueilla, sitä vähemmän on yleensä jodia. Keskilänsi Yhdysvalloissa, mukaan lukien osavaltioni Michigan, kuuluu "struuma-alueeseen", koska maaperämme on niin vähäjodinen. Struuma-alue ei ole lähellä mitään luonnollista jodia sisältävää lähdettä, kuten merta. Kaikki luonnollinen ja ihmisen aiheuttama eroosio pahentaa jodin puutetta. Jäätiköiden kulkua Keskilännen yli jääkaudella pidetään yhtenä syynä maaperän jodipuutteeseen. Lisäksi metsäkato ja huonot viljelytekniikat pahentavat ongelmaa.

Kirjassa tarkastellaan yksityiskohtaisesti sairauksia, jotka voivat johtua jodin puutteesta ja miten sairauksia voidaan parantaa lisäämällä oikea määrä jodia oikeassa muodossa.

27

Seuraavat kaksi tapausselostusta antavat esimerkkejä joistakin sairauksista, joita voidaan hoitaa jodilla.

Kevin, 31-vuotias myyntiedustaja, voi hyvin, kunnes hän sai influenssarokotuksen vuosi sitten. "*Ennen rokotuksen saamista olin erittäin aktiivinen painonnostaja 12 vuoden ajan. Influenssarokotuksen jälkeen vammauduin. En pystynyt työskentelemään ja pystyin tuskin nousemaan sängystä aamulla*", *hän sanoi. Kevinillä diagnosoitiin kilpirauhasen vajaatoiminta pian influenssarokotuksen jälkeen, ja hän sai Synthroidia. Kun näin Kevinin, hänellä oli monia kilpirauhasen vajaatoiminnan merkkejä, kuten turvotusta, kuivaa ihoa, paksuuntunutta kieltä ja hitaat refleksit. Vaihdoin Kevinin lääkityksen Armour thyroid®:iin, ja hän huomasi välittömän parannuksen, mutta hän ei vieläkään tuntenut oloaan normaaliksi. Laboratoriokokeet osoittivat, että Kevin oli erittäin jodipuutteinen (24 tunnin rasitustestin mukaan jodin erittyminen oli 55%, normaali jodin erittyminen on >90%). Saatuaan jodi/jodidivalmistetta, hän huomasi välittömän parannuksen. Hän tunsi olonsa niin paljon paremmaksi, että kirjoitti minulle kirjeen, jossa totesi:*

"*Ensimmäisten viiden viikon aikana jodin käytön jälkeen laihdutin viisi kiloa. Painot, joita olen pystynyt käytännöllisesti katsoen nostamaan kaikissa harjoituksissani, ovat kasvaneet 15-25 prosenttia. Palautumisaikani treenien välillä näyttää lyhenevän tasaisesti. Näyttää siltä, että herään aamuisin paljon säännöllisemmin, kuin koskaan aikaisemmin. Olen hereillä ja energinen noin klo 6:00 aamulla, mitä ei ole koskaan aikaisemmin tapahtunut! Lisäksi minusta tuntuu, että energiatasoni on paljon vakaampi koko päivän ajan. Sen jälkeen kun olen ottanut jodia, kofeiinin tarpeeni aamulla on kadonnut. Kaiken kaikkiaan, tohtori Brownstein, voin paljon paremmin kuin ennen jodihoidon aloittamista.* "

Paula, 42-vuotias, kärsi kovista päänsäryistä yli kymmenen vuotta. "Olen melkein oppinut elämään päänsärkyjen kanssa. Niistä tuli vain päivittäinen osa elämääni", hän sanoi. Paulaa hoidettiin kilpirauhasen vajaatoiminnan johdosta Armour®-kilpirauhasvalmisteella ja hän huomasi kilpirauhashormonin parantavan päänsäryistä noin 40 prosenttia. Paula sanoi: "Olin iloinen saadessani helpotusta, mutta en ollut tyytyväinen. Ei ole hauskaa herätä useimpina päivinä siten, että pään ympärillä on kiristävä vanne." Kun Paulan jodipitoisuus tarkistettiin, hänen seerumin jodipitoisuutensa oli nolla (alle testin havaittavissa olevien rajojen). Alhainen jodipitoisuus vahvistettiin jodirasituskokeella, joka oli erittäin alhainen, 17 % (normaali > 90 %). Paula sai 37,5 mg jodin ja jodidin yhdistelmänä (Iodoral®), ja hän huomasi päänsärkyjensä vähentyvän kahdessa viikossa. "En voinut uskoa sitä. Minulla alkoi todella olla päänsärkyvapaita päiviä. Neljän viikon jodihoidon jälkeen päänsärkyni olivat parantuneet yli 95 prosenttia. Vaikka päänsärkyä esiintyikin, se ei ollut läheskään yhtä voimakasta, kuin aikaisemmin. Kun oloni alkoi kohentua, aloin tajuta, miten paljon päänsärky vaikutti elämääni." Paulalta loppui jodi kaksi kuukautta myöhemmin, ja kaikki hänen oireensa alkoivat palata. Paula kertoi: "Kesti noin kaksi viikkoa ilman jodia, ennen kuin päänsäryt alkoivat palata. Kaikki samat oireet, joista olin kärsinyt, alkoivat palata. Sen jälkeen, kun aloitin jodin käytön uudelleen, päänsäryt alkoivat hävitä. Minusta tuntuu, että jodi on antanut minulle uuden elämän. Mieheni ja lapseni kiittävät teitä."

Loppuarvio

Jodin puute valitettavasti jatkuu edelleen ja sitä esiintyy epidemian tapaan. Jodin puute liittyy lukuisiin sairauksiin (*taulukko 1*). Seuraavissa luvuissa kerrotaan, miten jodipitoisuuksia mitataan ja kerrotaan jodin vaikutusmekanismeista elimistössämme. Lisäksi osoitetaan, että jodioitu suola ei ole ainoastaan riittämätön lähde jodin saamiseksi, vaan se on myrkyllinen, eloton aine, jota on parasta välttää.

---

[1]Manner, M.G., et al. Salt Iodization for the Elimination of Jodine Deficiency. International Council for Council of the Control of Jodine Deficiency Disorders. 1995

[2]Modern Nutrition in Health and Disease, 9. painos. Williams and Wilkins, 1999.

[3]Adrasi, E. Jodipitoisuus ihmisen aivojen eri osissa. Analyyttinen ja bioanalyyttinen kemia. 13. marraskuuta 2003

[4]Modern Nutrition in Health and Disease, 9. painos. Williams and Wilkins, 1999.

[5]Newton, David. Kemialliset alkuaineet. Lawrence W. Baker, toimittaja. 1999

[6]Kimball, O.P. Struuman ehkäisy Michiganissa ja Ohiossa. JAMA. 1937; 108:860-864

[7]Matovinovic, J., et al. Goiter and other thyroid disease inTecumseh, Michigan. JAMA. 1965: 192(#): 134-140

[8]Kimball, O.P. Endemic Goiter: Elintarvikkeiden puutostauti. J. Am. Dietetic. Assn. 1949; 25:112

[9]Marine, D. Yksinkertaisen struuman ehkäisy ja hoito. Ad. Med. J. 26:437-442, 1923

[10]Marine, D. Struuman ehkäisy ihmisellä. J. Lab. Clin. Med. 3:40-48

[11]Dunn, John. Pääkirjoitus: Mitä jodillemme tapahtuu? J. of Clinical Endcrin. And Metab. Vo\. 83, No. 10. 1998

Luku 2: Jodin puute ja jodisuola

David, 42-vuotias michiganilainen, oli pitänyt itsestään hyvää huolta. Hän otti säännöllisesti vitamiineja ja kivennäisaineita, ei syönyt paljon roskaruokaa ja liikkui säännöllisesti. "Voin nyt paremmin kuin 20-vuotiaana. Syön paremmin ja energiatasoni on parempi", hän sanoi. Hänen isäänsä, äitiänsä ja kahta siskoaan hoidettiin kilpirauhasen vajaatoiminnan johdosta. Davidilla diagnosoitiin kilpirauhasen vajaatoiminta kahdeksan vuotta sitten ja hän käytti säännöllisesti kilpirauhaslääkkeitä (Armour® thyroid). Kun Davidin jodipitoisuus tarkistettiin jodi/jodidirasitustestillä, hän oli järkyttynyt. Hänen jodipitoisuutensa todettiin erittäin alhaiseksi, 46,2 %. (normaali erittyminen on yli 90 %). "En voinut uskoa sitä. Miten joditasoni saattoi olla niin alhainen, kun oloni oli niin hyvä? Olen käyttänyt vitamiineja ja kivennäisaineita jo vuosia", hän sanoi. Kun hän alkoi käyttää jodin ja jodidin yhdistelmää (Iodoral®), hänen olonsa parani välittömästi. "Energiatasoni nousi dramaattisesti. Luulin voivani hyvin ennen kuin aloin ottaa jodia, mutta vasta nyt tiedän, mitä todella hyvä olo on. Aloin nukkua paremmin ja uneni tulivat paljon eloisammiksi. Lisäksi pääni tuntuu paljon selkeämmältä. Se tuntuu ihanalta", hän huudahti. Kolmen kuukauden jodilisäyksen jälkeen Davidin jodipitoisuus parani terveellisemmälle 87 prosentin erittymisasteelle (normaali taso > 90 %).

David on kirjan kirjoittaja. Koettuani jodin ihmeelliset vaikutukset ja kuultuani potilaitteni jodin käytön myönteisistä tuloksista, kiinnostuin tutkimaan sen kliinisistä käyttöä.

Uusi 5. painoksen päivitys Davidin tapauksesta: Käytän edelleen jodia - nyt 75 mg päivässä. Voin edelleen hyvin. Jos jätän sen muutaman päivän ottamatta, tunnen energiatasoni laskevan. Bromidipitoisuuteni, joka oli korkea, 126 mg/l, on nyt *laskenut 10 mg/l. Bromidilla ei tunneta mitään terapeuttista vaikutusta. Uskon, että jatkuva altistumisemme myrkyllisille halogeeneille on aiheuttanut sen, että bromidipitoisuuteni on edelleen koholla. Bromidi on myrkyllinen halogeeni, joka poistuu elimistöstä jodin avulla. Lisää bromidista löytyy luvusta 11.*

Johdanto

Jodin puute on maailmanlaajuinen ongelma. Jodipuutteinen ruokavalio voi johtaa moniin vakaviin sairauksiin, kuten kretinismiin (hyvin vakava aivovaurio, joka syntyy hyvin varhaisessa iässä), henkiseen vajaatoimintaan, heikentyneeseen älylliseen toimintakykyyn, struumaan ja hedelmättömyyteen. Lisäksi jodin puute altistaa lisääntyneelle rinta-, eturauhas-, kohdun limakalvo- ja munasarjasyövän riskille[1]. Jodin puutteeseen liittyy lapsuusiän alentunut eloonjäämisaste. Tutkimukset ovat osoittaneet, että vastasyntyneiden kuolleisuus voi vähentyä jopa 50 prosenttia, kun jodin puute korjataan.[2] Muita sairauksia, jotka voivat aiheutua jodin puutoksesta ovat muun muassa äkillinen kätkytkuolema, multippeliskleroosi (MS) ja muut sairaudet, kuten myeliinihäiriöt[3] sekä ADHD.

Maailman terveysjärjestö WHO on todennut, että jodin puute on maailman suurin yksittäinen ja estettävissä oleva syy henkiseen jälkeenjääneisyyteen.[4] Jodin puute on todettu merkittäväksi kansanterveydelliseksi ongelmaksi 129 maassa. Noin kolmannes maailman väestöstä asuu jodipuutteisilla alueilla ja jopa 72 prosenttia maailman väestöstä kärsii jodin puutostilasta.[5]

Jodisuola

Jotkut saattavat ajatella, että suolan jodiointi (eli jodisuola) on poistanut jodin puutostaudit Yhdysvalloissa. Tiedot eivät kuitenkaan tue tätä päätelmää. Viimeisten 40 vuoden aikana, National Health and Nutrition Examination Survey I - tutkimuksen (NHANES, valmistui 1971-1974) ja NHANES 2000 osoittavat, että jodipitoisuudet ovat laskeneet Yhdysvalloissa 50 prosenttia (kuva 2).[6]

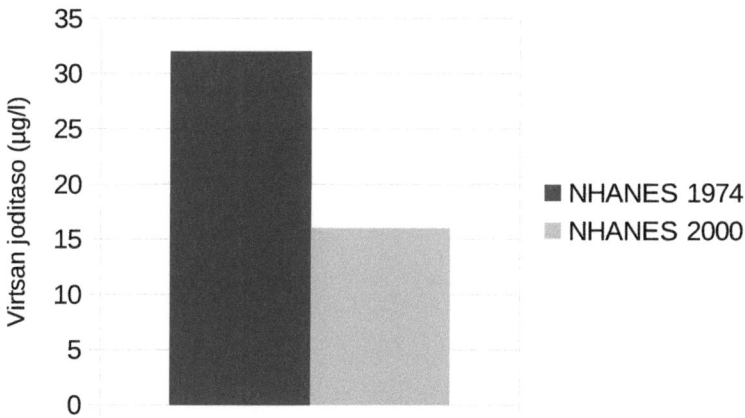

Kuva 2: Joditaso USA:ssa vuosina 1974 ja 2000

Lasku oli havaittavissa kaikissa väestöryhmissä: etnisyys, alue, taloudellinen asema, väestötiheys ja rotu. Raskaana olevien naisten osuus, joiden jodipitoisuus on alhainen, kasvoi 690 prosenttia kyseisenä aikana. Kuten aiemmin mainittiin, raskaana olevien naisten alhaisen jodipitoisuuden on osoitettu lisäävän kretinismin, kehitysvammaisuuden, tarkkaavaisuushäiriön ja muiden terveysongelmien riskiä lapsilla. Näitä aiheita tarkastellaan tarkemmin luvussa 10.

Paljonko jodia on jodisuolassa?

Yhdysvalloissa jodia lisätään suolaan, jotta jodipitoisuus olisi 77 µg jodia grammaa kohti.[7] Vaikka jodipitoisuus suolassa vaihtelee maittain (riippuen standardista), tavoitteena on saavuttaa jodin saantisuositusarvo. Yhdysvalloissa jodin saantisuositukset ovat 150 µg/vrk ja 290 µg/vrk välillä (taulukko 3). Keskimääräinen suolan saanti Yhdysvalloissa on arviolta noin 5 grammaa päivässä, mikä teoriassa antaisi 385 µg jodia. Tutkimukset ovat kuitenkin osoittaneet että virtsan jodipitoisuudet 24 tunnin virtsakokeissa ovat noin viisi kertaa pienemmät.[8]

Taulukko 3: Jodin suositeltu saanti USA:ssa[9]

Elämänvaihe	Saantisuositus
Aikuinen mies	150 µg/d
Aikuinen nainen	150 µg/d
Raskaus	220 µg/d
Imetys	290 µg/d

Jodin saantisuositus asetettiin estämään struuma ja se toimii erittäin hyvin. Kuitenkin, kuten tässä luvussa ja koko kirjassa osoitetaan, jodin saantisuositus on riittämätön tarjoamaan riittävästi jodia kilpirauhasen, hormonitoiminnan ja immuunijärjestelmän optimaalisen toiminnan edistämiseksi. Lisäksi saantisuositus on riittämätön suojaamaan syövältä.

Onko jodisuola hyvä jodin lähde?

Kuten edellä mainittiin, jodipitoisuudet ovat NHANES-tutkimuksen[10] mukaan laskeneet noin 50 prosenttia viimeisten 40 vuoden aikana. Jodia lisättiin suolaan 1920-luvulla kilpirauhasen struuman torjumiseksi. Siitä lähtien jodia on edelleen lisätty moniin suolamerkkeihin.

Minulle opetettiin lääketieteen opinnoissani, että suolassa on riittävästi jodia elimistön joditarpeen tyydyttämiseksi. Itse asiassa uskon, että tätä on opetettu jokaisessa lääketieteellisessä tiedekunnassa yli 80 vuoden ajan. Kuitenkaan väitteen tueksi ei ollut tutkimuksia, ja NHANES-tiedot osoittavat selvästi, että jodipitoisuudet ovat laskeneet yli 50 prosenttia viimeisten 40 vuoden aikana.

Onko jodisuola paras jodin lähde elimistölle? Tutkimus ei tue ajatusta, että jodioitu suola on elimistölle helppo jodin lähde.

Vuonna 1969 tutkijat tarkastelivat jodin biologista hyötyosuutta suolassa ja leivässä.[11] Tutkittiin kahta ryhmää: Toinen ryhmä nautti mitatun määrän jodia suolassa, toinen ryhmä nautti jodin leivässä. Molempien koeryhmien arvioitiin nauttivan noin 750 µg jodia. Nauttimalla 750 µg jodia odotettu jodipitoisuus seerumissa olisi 17,2 µg/l.

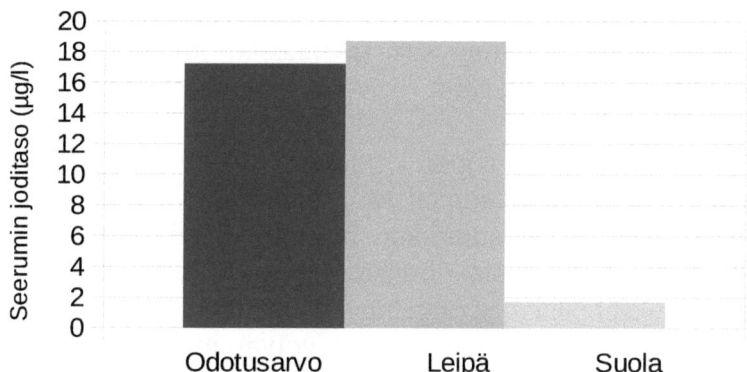

Kuva 3: Jodidin biologinen hyötyosuus suolassa.

Kuten kuvasta 3 nähdään, jodisuolaryhmän seerumitaso oli kuitenkin vain 1,7 µg/l, kun se oli 18,7 µg/l leipäryhmässä. Nämä tiedot viittaavat siihen, että jodisuolan sisältämä jodista on biologisesti käytettävissä vain 10 %.[12]

Jodia lisätään pääasiassa puhdistettuun suolaan. Puhdistettu suola on eloton, eloton tuote, josta on poistettu kaikki mineraalit ja se on altistettu myrkyllisille kemikaaleille, jotka antavat sille sen valkoisen värin. Puhdistetun suolan nauttiminen johtaa moniin terveysongelmiin, ja sitä on vältettävä. Puhdistamattoman suolan tulisi olla ensisijainen valinta. Lisätietoja puhdistamattoman suolan terveyshyödyistä saa kirjastani *Salt Your Way to Health*.

Miksi ihmisillä on jodin puute?

On oletettu, että sen jälkeen, kun jodia alettiin lisäämään suolaan, jodin puutostilat olisivat mennyttä aikaa. Koska jodi imeytyy elimistöön huonosti suolasta ja suolan käyttö on vähentynyt, näin ei ole. On muitakin syitä siihen, miksi jodin puutos jatkuu yhä nykyäänkin.

Vuosien mittaan huonot viljelytekniikat ovat johtaneet jodin ja muiden kivennäisaineiden puutteeseen. Jodipuutteisessa maaperässä viljellyistä kasveista tulee jodipuutteisia. Myös suolan leimaaminen korkean verenpaineen aiheuttajaksi on saanut monet ihmiset luopumaan suolan käytöstä ruoassaan. Monesti ainoa jodi, jonka ihminen saa ravinnosta, tulee jodisuolasta. Vähäsuolainen ruokavalio voi luonnollisesti johtaa jodipuutteeseen.

Radioaktiivinen jodi, jota käytetään monissa lääketieteellisissä toimenpiteissä, pahentaa jodin puutetta entisestään. Myös altistuminen monille kemikaaleille, jotka estävät jodin sitoutumista elimistössä (esim. bromidi, fluoridi, kloridi - luku 11) pahentaa ongelmaa entisestään.

Tietyt ruokavaliot ja elintavat voivat myös altistaa jodin puutteelle. Joitakin esimerkkejä näistä ruokavalioista on lueteltu seuraavalla sivulla olevassa kuvassa 4. Riittämätön jodin saanti ravinnosta voi aiheuttaa monia vakavia ongelmia, kuten kilpirauhasongelmia, syöpää, älyllisen toimintakyvyn heikkenemistä, kretinismiä ja muita.

Viime aikojen merkittävin muutos joditilanteessa tapahtui, kun elintarviketeollisuus muuttui. Jodia lisättiin 1960-luvulla kaupalliseen leipomoteollisuuteen leipoutumista parantavana aineena valmistuksen helpottamiseksi.

1. Ruokavalio, jossa ei ole merikalaa tai merilevää
2. Riittämätön jodioidun suolan käyttö, mukaan lukien vähäsuolainen ruokavalio
3. Ruokavaliot, joissa käytetään runsaasti bromidia sisältäviä leipomotuotteita (esim. leivät, pasta)
4. Vegaani- ja kasvisruokavaliot

Kuva 4: Ruokavaliot, jotka voivat aiheuttaa jodin puutetta.

Jodin lisäys leipomotuotteisiin lisäsi merkittävästi Yhdysvaltain väestön jodin saantia, sillä yksi leipäviipale sisälsi jodia 150 µg.[13] Kansallinen terveysviranomainen NIH julkaisi artikkeleita, joissa kyseenalaistettiin jodin käytön turvallisuus leipomotuotteissa. Joidenkin tutkijoiden mielestä jodi leipomotuotteissa aiheuttaisi kilpirauhasen toimintahäiriöitä.

Kymmenen vuotta myöhemmin jodi korvattiin leipomoteollisuudessa bromilla. Bromi on halogeeni (kuten jodidi, fluoridi ja kloridi). Kaikki halogeenit kilpailevat keskenään imeytymisestä ja reseptoreihin sitoutumisesta elimistössä. Bromi häiritsee jodin hyödyntämistä kilpirauhasessa sekä kaikkialla muualla, missä jodin tulisi kertyä elimistöön.[14]

Koska bromi häiritsee jodin sitoutumista elimistössä, se on tunnetusti "goitrogeeni". Se edistää struuman muodostumista elimistössä. Bromi on myrkyllinen aine, jolla ei ole terapeuttista käyttöä elimistössämme. Bromi voi myös sitoutua rintojen jodireseptoreihin ja on tunnettu rintojen syöpää aiheuttava aine. Toisaalta jodilla on syöpää ehkäiseviä ominaisuuksia.

Meillä on nyt kaksi pääsyytä siihen, miksi jodin puutostilat ovat yleistyneet huomattavasti.

1. Jodin korvaaminen bromilla leipomoissa alensi jodin määrää.
2. Bromi alkoi tehokkaasti sitoutua jodireseptoreihin ja estää jodia sitoutumasta niihin.

Jodin korvaaminen bromilla on johtanut siihen, että huono tilanne on yhä pahempi. Jodin puute pahenee ja bromidipitoisuuksien lisääntyminen estää jodia sitoutumasta omiin reseptoreihinsa. Lääketieteellisiin seurauksiin kuuluu kilpirauhasen autoimmuunihäiriöt (Hashimoton ja Gravesin tauti) ja kilpirauhassyöpä. Lisäksi muiden syöpien, kuten rinta-, munasarja-, kohtu- ja eturauhassyöpien, lisääntyminen voi liittyä tähän ilmiöön. Tätä käsitellään tarkemmin luvussa 11.

Perkloraatti

Perkloraatti on aine, jota esiintyy luonnossa ja joka on myös ihmisen valmistama aine. Perkloraattia valmistetaan rakettipolttoaineeksi ja moniin teollisiin käyttötarkoituksiin. Perkloraatti sisältää yhden atomin klooria ja neljä happiatomia. Kloori kuuluu halogeeniryhmään (jodi, bromi ja kloori). Ylimääräinen perkloraatti voi syrjäyttää jodia elimistössä ja vahingoittaa jodin kulkeutumista soluun. Perkloraattisaastuminen vesihuollossa on yleistä ja lisääntyy. Lisääntyvä perkloraattialtistus on toinen syy siihen, miksi jodipitoisuudet ovat laskeneet viimeisten 30 vuoden aikana. Luvussa 11 käsitellään perkloraattialtistuksen yksityiskohtia ja seurauksia paljon yksityiskohtaisemmin.

Miten jodia mitataan?

Yleisesti hyväksytty menetelmä jodin testaamiseksi on jodin määrän mittaaminen virtsasta. Se ei kuitenkaan ole luotettava menetelmä koko kehon joditilanteen määrittämiseksi.

Yli 10 vuotta sitten tohtori Abraham ja hänen tutkijakollegansa kehittivät jodirasitustestin. Se perustuu käsitykseen, jonka mukaan koko kehon joditilanne voidaan määrittää mittaamalla jodin määrä, joka erittyy 24 tunnin aikana 50 mg:n joditabletin ottamisen jälkeen. Koska riittävästi jodia saavan henkilön suun kautta nauttimasta jodista yli 95 prosenttia erittyy virtsaan, jodin erittymisen seuraaminen virtsasta voi antaa hyödyllistä tietoa jodin käytöstä elimistössä. Jodirasitustestin perustana on yksinkertaiseen lähtökohta: elimistö säilyttää enemmän jodia puutteellisessa tilassa kuin riittävässä tilassa. Toisin sanoen, jos elimistö on jodin puutteessa, voisi olettaa, että jodia jää enemmän elimistöön. Sitä vastoin jos elimistössä on riittävästi jodia, elimistön odotetaan sitovan vähemmän jodia. Juuri näin tapahtuu 24 tunnin jodirasitustestissä. Se on koko kehon toiminnallinen joditason testi.[15] Kokemukseni mukaan jodirasituskoe antaa hyödyllistä tietoa elimistön joditilanteesta.

Jodi sitoutuu jodireseptoreihin kaikkialla elimistössä. Jos elimistön jodireseptoreissa on riittävästi jodia, suuri osa nautitusta jodista erittyy elimistöstä. Toisaalta, jos jodista on puutetta, nautittua jodia jää elimistöön paljon enemmän.

Jodirasituskoe tehdään sen jälkeen, kun on otettu 50 mg jodi/jodidiyhdistelmätabletti. Virtsa kerätään 24 tunnin ajan jodin ottamisen jälkeen. Jodin tason ollessa riittävä, noin 90 % jodia sisältävästä 50 mg:n jodi/jodidiannoksesta erittyy (eli 45 mg) virtsaan ja 10 % jodista (eli 5 mg) jää elimistöön. Alle 90 %:n erittyminen osoittaa jodin puutostilaa.

Jodipitoisuuksien mittaus vastaanotollani

Toimistossani valittiin satunnaisesti 24 potilasta, joiden joditilanne arvioitiin. Kutakin potilasta ohjeistettiin ottamaan 50 mg jodin ja jodidin yhdistelmää (Iodoral®) ja keräämään 24 tuntia virtsaa. Virtsasta arvioitiin erittyvän jodin määrä. Tulokset (kuva 5) osoittavat että 91,7 %:lla potilaista oli alhainen jodipitoisuus. Jodin taso on riittävä, kun virtsaan erittyy yli 90 prosenttia.

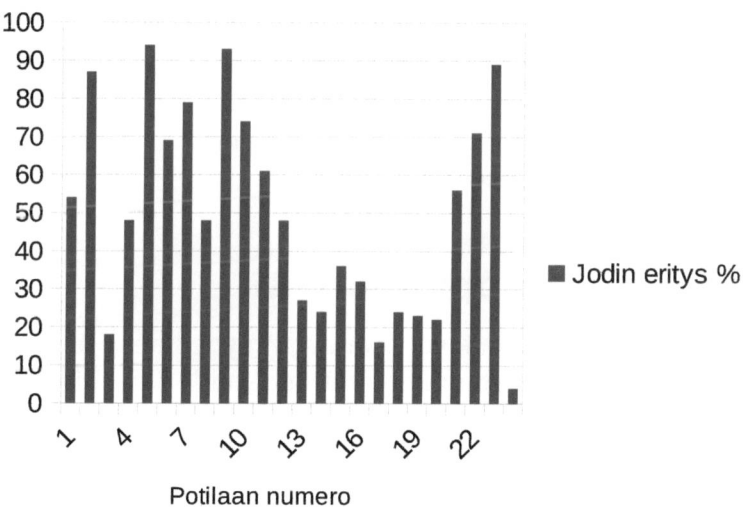

Potilaan numero

Kuva 5: 24 potilaan joditasot

On syytä huomata, että useimmat näistä potilaista olivat jo kokonaisvaltaisen hoitosuunnitelman piirissä, joka sisälsi vitamiineja, kivennäisaineita ja yrttejä. He eivät kuitenkaan saaneet jodia. Suurimmalla osalla tutkituista potilaista oli kilpirauhasen poikkeavuuksia, kuten kilpirauhasen vajaatoiminta, Hashimoton tauti tai Gravesin tauti. Eri kilpirauhashäiriöiden välillä ei ollut eroa jodipitoisuuksissa, jotka lähes kaikilla (22/24) olivat alhaisia. Tämän pienen tutkimuksen tulokset olivat ensimmäiset selkeät merkit siitä, että jodin puute esiintyi suurella osalla väestöstä.

Päivitetyt tulokset vastaanotolla

Tähän mennessä olemme (tohtorit Brownstein, Ng ja Nusbaum) testanneet jodipitoisuuksia yli 6000 potilaasta. Tuloksemme ovat olleet johdonmukaisia; noin 96 prosentilla potilaista jodipitoisuus on alhainen. Itse asiassa monilla potilailla on aluksi erittäin alhaiset jodipitoisuudet (virtsan pistokoejodin avulla), koska heidän tuloksensa ovat "alle havaittavissa olevien rajojen." Tohtori Jorge Flechas (FFP laboratorion omistaja) ja Charles Hakala, RPh, (Hakala laboratorion omistaja) ovat olleet eturintamassa testaamassa ihmisten jodipitoisuuksia maailmanlaajuisesti. He ovat nyt testanneet kymmeniä tuhansia koehenkilöitä, ja heidän tuloksensa ovat yhteneviä omien tulosteni kanssa.[16] Jodin tasoa testaavien laboratorioiden yhteystiedot löytyvät liitteestä.

Loppuarviointi

Jodin puute on valtava kansanterveydellinen ongelma. Jatkuva ja lisääntyvä altistuminen goitrogeeneille (aineille, jotka aiheuttavat struumaa), mukaan lukien halogeenit bromidi ja fluoridi, on pahentanut jodin puutetta (lisää luvussa 11). Jodin puute on yksi tärkeimmistä syistä monien erilaisten sairauksien, kuten kilpirauhashäiriöiden, kroonisen väsymyksen, fibromyalgian, syöpien (mm. rinta- ja eturauhassyöpä) ja muiden terveysongelmien taustalla. Uskon, että jodin puutteen asianmukainen arviointi ja hoito ei ainoastaan auta ihmisiä parantamaan immuunijärjestelmän toimintaa, vaan myös saavuttamaan optimaalisen terveytensä.

[1]Stadel, B. Dietary iodine and risk of breast, endometrial and ovarian cancer. The Lancet. 4.24.1976

[2]DeLong, FR, et al. 1997 Vaikutus lapsikuolleisuuteen kasteluveden jodipitoisuuden lisäämisellä vakavasti sairaassa väestöryhmässä jodipuutteisella alueella Kiinassa. Lancet. 350:771-773

[3]Foster, H. Jodin ja seleenin yhteys: Sen mahdollinen rooli älykkyyteen, kretinismiin, äkilliseen imeväisikäiseen sairastumiseen kuoleman oireyhtymä, rintasyöpä ja multippeliskleroosi. Medical Hypothesis. 40. 61-65. 1993

[4]WHO. IBID 3/27 12. marraskuuta 1998

[5]WHO. IBID 3/27. 12. marraskuuta 1998.

[6]Hollowell, JE et al. Jodin ravitsemus Yhdysvalloissa. Suuntaukset ja vaikutukset kansanterveyteen: Jodi erittymistä koskevat tiedot kansallisista terveys- ja ravitsemustutkimuksista I ja III (1971-74 ja 1988-94). J Clin Endocrinol Metab 83:3401-3408. 1998.

[7]Venkatesh, M, et al. Salt iodization for the elimination of jodine deficiency. 1995

[8]Abraham, G. Ortojodilisäys: Jodin riittävyys koko ihmiskehossa. Alkuperäinen Internist. Joulukuu 2002

[9]Ruokavalion viiteannokset (2001). Institute of Medicine

[10]Hollowell, JE et al. IBID. 1998.

[11]Pitman, JA. Kilpirauhasen radiojodinottokyvyn muuttuvat normaaliarvot. NEJM. 1969; 280:1431-34

[12]Abraham, G. Ortojodilisäyksen käsite ja sen kliiniset vaikutukset. Alkuperäinen Internist. Kesäkuu 2004.

[13]Dunn, J. Pääkirjoitus: Mitä jodillemme tapahtuu? J. of Clinical Endocrin. And Metab. Vo\. 83, No. 10. 1998

[14]Vobecky, M. Lisääntyneen bromidin saannin vaikutus I/Br-pitoisuussuhteeseen rotan kilpirauhasessa. Bio. Trace Element Research, 43:509-513, 1994.

[15]Abraham, G. Virtsan jodidipitoisuuden mittaaminen ioniselektiivisellä elektrodilla: Herkkyys on parantunut ja spesifisyys ioninvaihtohartsin kromatografialla. Optimox Research Info. IOD-03. 1.6.03

[16]Henkilökohtainen tiedonanto tohtori Flechasin ja Charles Hakalan kanssa. 11.15.08

Luku 3: Jodin eri yhdisteet

Jodi ei liukene kovin hyvin veteen. Ranskalainen lääkäri Jean Lugol oli kiinnostunut aineista, joilla voitaisiin hoitaa infektioita ja hän kiinnostui jodista, koska se oli lupaava tällä alalla. 1829 tohtori Lugol havaitsi, että veteen lisätty kaliumjodidi lisäsi jodin liukoisuutta. Tohtori Lugol alkoi käyttää "Lugolin jodiksi" kutsuttua liuosta, jossa oli 5 % jodia ja 10 % kaliumjodidia vedessä (kuva 6). Kaksi tippaa 5-prosenttista Lugolin liuosta (0,1 ml) sisältää 5 mg jodia ja 7,5 mg jodidia. Jodidi on jodin pelkistetty muoto, joka sisältää ylimääräisen elektronin.

Tohtori Lugol alkoi hoitaa monia erilaisia infektioita liuoksellaan ja menestyi hyvin. Dr. Lugolin suosittelema annos monenlaisiin ongelmiin oli kaksi tippaa Lugolin liuosta päivässä. Tästä saatiin 12,5 mg jodia, mikä vastaa hyvin pitkälti jodin fysiologista annosta, joka riittää koko elimistön tarpeisiin. Tohtori Lugolin liuosta oli laajalti saatavilla apteekeissa ja sitä määrättiin rutiininomaisesti moniin eri oireisiin.

10 % kaliumjodidia
5 % jodia
85 % tislattua vettä

Kuva 6: Lugolin jodiliuos.

Jodidi ja jodi

Kuten edellä mainittiin, jodia on hyvin vaikea saada liuokseen, jossa käytetään vettä liuottimena. Siksi, kuten tohtori Lugol havaitsi, jodin pelkistetyn muodon (jodidi) käyttö lisäsi jodin liukoisuutta. Tätä varten jodi on ensin pelkistettävä jodidiksi. Luonnontieteiden pääaineopiskelijoille tämä tarkoittaa, että jodimolekyyli saa elektronin, minkä ansiosta se voi muodostaa suolan tiettyjen alkuaineiden, kuten kaliumin ja natriumin kanssa. Lugolin liuoksessa se on kaliumjodidin muodossa (10 % Lugolin liuoksessa). Kun jodimolekyylissä on täydet elektronit ulkokehällä, sitä kutsutaan nimellä jodidi.

Luultiin, että suolisto pystyy helposti muuttamaan jodin jodidiksi, mutta tutkimukset ovat osoittaneet, että se ei pidä paikkaansa.[1] Kehon eri kudokset reagoivat jodin eri muotoihin. Kilpirauhanen käyttää ensisijaisesti jodidia, kun taas rintakudos kerää jodia. Struuman vähentämiseksi lisättiin kaliumjodidia ruokasuolaan.

Donald, 49-vuotias, sairasti Hashimoton tautia kymmenen vuoden ajan. Donaldilla todettiin kilpirauhasen vajaatoiminta ja hänellä oli monia ravitsemuksellisia puutteita. Häntä hoidettiin Armour®-kilpirauhasella, vitamiineilla, mineraaleilla ja ruokavaliomuutoksilla. Pyysin häntä jättämään pois puhdistetut hiilihydraatit ja transrasvat. "Voin ehdottomasti paljon paremmin kilpirauhashormonin ansiosta. Minusta tuntui ennen kuin olisin ollut kuolemassa. Mutta edelleenkään oloni ei ole entisensä. Minulla on edelleen aivosumua ja joitakin lihassärkyjä", hän totesi. Joditestit osoittivat että Donaldilla oli jodin puute. Hän eritti vain 35 prosenttia joditestin jodista (normaalin tason pitäisi olla yli 90 prosenttia). Donaldia hoidettiin aluksi jodidilla, joka tunnetaan nimellä SSKI. Hän sanoi: "SSKI ei huonontanut oloani, se ei vain parantunut. Minulla oli edelleen aivosumua sen käytön aikana." Donald siirrettiin jodin ja jodidin seokselle (Iodoral®) ja hän huomasi selvän muutoksen. Iodoral® on Lugolin liuoksen tablettimuoto. "Viikon kuluessa siitä, kun aloitin

Iodoral®:n käytön, aivosumuni alkoi hävitä. Aloin nukkua paremmin, energiani parani ja jopa libidoni nousi. Tunnen itseni jälleen lähes täysin normaaliksi. Kaksi kuukautta sen jälkeen, kun hän oli ottanut 25 mg Iodoral®-valmistetta päivässä, hänen joditestinsä parani dramaattisesti (94,4 % erittymistä). Päivitys Donaldista: Kahdeksan vuoden Jodoral®:n käytön jälkeen hän raportoi, "Tunnen oloni fantastiseksi. Se auttaa minua edelleen voimaan paremmin joka päivä. En voisi kuvitellakaan olevani ilman sitä."

Rinnat puolestaan käyttävät ensisijaisesti jodia. Tutkimukset ovat osoittaneet, että jodin puute voi muuttaa rintakudoksen rakennetta ja toimintaa.[2] Tähän voi sisältyä dysplasiaa ja atypiaa, joka on rintasyövän edelläkävijä. Eläinkokeet ovat osoittaneet, että jodidi (jodiyhdiste jodisuolassa) on tehoton kumoamaan eläinten rintakudoksen syöpää edeltäviä vaurioita, kun taas jodi on paljon tehokkaampi.[3] Tutkimukset ovat myös osoittaneet, että vain jodi, ei jodidi, vähentää rintakudoksen lipoperoksidaatiota.[4]

Lipoperoksidaatio on kemiallinen reaktio, joka voi aiheuttaa vaurioita solukalvon lipideille ja mitokondrioille. Tämä voi johtaa moniin vakaviin sairauksiin, kuten syöpään ja autoimmuunisairauksiin. Lipoperoksidaation on todettu olevan koholla rintakasvaimissa ja eläinten rintakudoksessa, joka on altistunut syöpää edistäville aineille. Jodi vähentää lipoperoksidaatiota elimistössä. Tätä käsitellään tarkemmin luvussa 5.

Kehon eri kudoksissa on eri jodimuotoja. Kuten edellä mainittiin, rinnat keräävät jodia. Eturauhanen sisältää jodia. Kilpirauhanen ja iho keräävät pääasiassa jodidia. Muut kudokset, mukaan lukien munuaiset, perna, maksa, veri, sylkirauhaset ja suolisto voivat kerätä kumpaakin muotoa. Koska kehon eri kudokset reagoivat jodin eri muotoihin, on ilmeistä, että jodista saadaan suurempi terapeuttinen hyöty käyttämällä jodin ja jodidin yhdistelmää. Kliininen kokemukseni on kiistatta osoittanut, että jodin ja jodidin yhdistelmä (esim. Lugol's tai tabletteina oleva Lugol's, kuten Iodoral® tai Iodozyme HP®) ovat paljon tehokkaampia kuin pelkkä jodidivalmiste (esim. SSKI ja useimmat muut nestemäiset jodidivalmisteet).

Leslie, 43-vuotias sairaanhoitaja, kärsii fibrokystisesta rintasairaudesta. "Rintoihini sattuu aina ja ennen kuukautisia en kestä edes paitaa päällä. Vaatteiden hankaaminen on sietämätöntä", hän sanoi. Leslie oli käynyt monilla lääkäreillä ja häntä kehotettiin muuttamaan ruokavaliotaan. Hän sanoi: "Kofeiinin poistaminen ja suklaan poistaminen auttoivat jonkin verran, mutta olen edelleen surullinen. "Kun näin Leslien, hänellä ei ollut vain vaikea fibrokystinen rintasairaus, vaan hänellä oli myös kystia munasarjoissa. Leslie kommentoi: "Ajattelin, että minussa täytyy olla jotain vikaa. Miksi minulla olisi kaikki nämä kystat kehossani?" Tutkimuksissa Lesliellä oli suurentunut kilpirauhanen ja monia merkkejä vajaatoiminnasta, kuten suuri väsymys. Laboratoriokokeet osoittivat vakavan jodin puutteen. Jodin eritys oli 12 prosenttia jodikokeessa (normaaliarvon pitäisi olla yli 90 prosenttia). Otettuaan jodia (jodi/jodidiseos Iodoral®), Leslie huomasi dramaattisen parannuksen tilassaan. "Kahden viikon kuluessa jodin ottamisesta minulla oli enemmän energiaa ja kuukauden kuluessa rintakystat alkoivat hävitä. Kun olin ottanut jodia kahden kuukauden ajan, rintani olivat pehmeät ja kyhmyisyys oli poissa. Vaatteiden käyttäminen ei enää satu. Se tuntuu ihmeeltä", hän sanoi. Munasarjakystat, joiden kanssa Leslie oli myös taistellut, olivat myös hävinneet. Jodipitoisuuksien uusintatestaus osoitti, että jodin erittyminen oli normaalia testissä (94 prosenttia erittyi). Leslien kokonaisvaltaiseen hoitosuunnitelmaan kuuluu vitamiineja, mineraaleja, yrttejä ja luonnollisia hormoneja.

Päivitys Leslien tilasta: Leslie on saanut jodia nyt yli kolme vuotta. "Olen 100-prosenttisesti parempi. Mitään merkkejä fibrokystisesta rintataudista ei ole havaittavissa. Haluaisin kertoa kaikille tästä taudista kärsiville, että on olemassa yksinkertainen hoito - jodi. Kenenkään ei pitäisi kärsiä tästä sairaudesta", hän sanoi.

Uusi 5. painoksen päivitys Leslien tilasta: Leslien viimeisellä käynnillä kerroin hänelle, että kirjoitan päivityksen jodi-kirjaan. Hän innostui ja sanoi: "Sinun täytyy kertoa *lukijoillesi, kuinka paljon se on muuttanut elämääni. Olin onneton ennen jodin käyttöä. Jokaisen naisen, jolla on fibrokystinen rintasairaus, pitäisi tietää tästä. "*

Leslien tapaus ei ole ainutlaatuinen. Rintakystien hoidosta jodilla on raportoitu yli 50 vuoden ajan. Useimpien rintakystapotilaiden tila paranee merkittävästi jodin avulla. Luvussa 8 on lisätietoa rintakystien ja jodin puutteen välisestä suhteesta.

Loppuarviointi

Olen käyttänyt erilaisia jodidivalmisteita vuosien ajan vaihtelevalla menestyksellä. Vaikka ne ovatkin tehokkaita tietyissä sairauksissa, kuten poskiontelotulehduksessa, on selvästi etua siitä, että käytetään jodidin ja jodin yhdistelmää. Potilailtani saamani tulokset ovat saaneet minut vakuuttuneeksi siitä, että jodin ja jodidin yhdistelmä on paljon tehokkaampi ja tarkoituksenmukaisempi hoito kuin pelkän jodidin käyttö.

---

[1]Thrall, K. Jodin jakautuminen Sprague-Dawley-rotan veren komponentteihin eroaa kemiallisesta muodosta riippuen. Fundamental and applied Toxicology. 15:75-81. 1990
[2]Eskin, B. Erilaiset kudosvasteet jodille ja jodidille rotan kilpirauhasessa ja maitorauhasissa. Biological Trace Element Research. Abl. 49, 1995
[3]Eskin, B. IBID. 1995
[4]Aceves, C. Onko jodi maitorauhasen eheyden portinvartija? J. of Mammary Gland Biol, and Neoplasia. \bl. 10, nro 2. Huhtikuu 2005.

Luku 4: Jodi ja kilpirauhanen

Jodi on olennainen ainesosa kaikissa kilpirauhashormoneissa. Tyroksiini T4 sisältää neljä jodiatomia. Trijodityroniini T3 sisältää kolme jodiatomia. Ilman riittävää jodin saantia kilpirauhanen ei pysty valmistamaan kilpirauhashormoneja riittäviä määriä. Kilpirauhanen ei voi toimia optimaalisesti jodipuutostilassa. Yksi jodivajeen seurauksista on struuma (kilpirauhasen turvotus). Yli sata vuotta sitten osoitettiin, että struuma voitiin välttää ja usein myös korjata jodin avulla. Struuman lisäksi jodin puute voi johtaa myös muihin kilpirauhasen sairauksiin, kuten kilpirauhasen vajaatoimintaan, kilpirauhasen autoimmuunisairauteen, kuten Gravesin ja Hashimoton tautiin sekä kilpirauhassyöpään. Tutkimukset ovat osoittaneet, että jodin puutteen vuoksi kilpirauhasen vasta-aineiden esiintyvyys lisääntyy.[1][2] Tässä luvussa keskitytään alhaisen jodipitoisuuden ja kilpirauhasen vajaatoiminnan väliseen yhteyteen. Lisää tietoja jodista ja kilpirauhasen autoimmuunisairauksista sekä kilpirauhassyövästä löytyy luvusta 6.

Jodia on kaikkialla elimistössä, ja sitä on varastoitunut noin 15-20 mg keskimääräisen aikuisen ihmisen kilpirauhaseen.[3][4] Kun kehon jodipitoisuus on riittävä, kilpirauhanen voi varastoida jopa 50 mg jodia. Kilpirauhanen tarvitsee riittävästi jodia kilpirauhashormonin valmistukseen. Kilpirauhanen on kehittänyt erikoistuneen järjestelmän, jonka avulla se voi kerätä suuren määrän jodia kokoonsa nähden. Tämä järjestelmä tunnetaan nimellä natriumjodidisymporteri (NIS). Kehossa on muitakin kudoksia, jotka hyödyntävät NIS:ää, kuten rinnat, munuaiset, istukka, vatsa, peräsuoli ja sylkirauhaset.[5]

Kilpirauhanen sijaitsee kaulan alaosassa ja tuottaa kilpirauhashormonia. Sitä säätelee aivolisäke, joka tuottaa TSH-hormonia. TSH stimuloi kilpirauhasta vapauttamaan tyroksiinia (T4). Trijodityroniini (T3) muunnetaan T4:stä muualla kehossa. T3:n uskotaan olevan kilpirauhashormonin aktiivinen muoto, joka ohjaa elimistön toimintaa. Alla oleva kuva havainnollistaa, miten kilpirauhanen tuottaa kilpirauhashormonia.

Aivolisäke -▶ TSH -▶ Kilpirauhanen -▶ T4 -▶ T3

T4 ja T3 ovat yleisimmät tuotetut kilpirauhashormonit. T4:ssä oleva "4" ja T3:ssa oleva "3" viittaavat molekyylin jodiatomien lukumäärään. Kuten aiemmin todettiin, T4:ssä on neljä jodiatomia, kun taas T3:ssa on kolme jodiatomia. Jodin puutteen lopputulos on vakava. Siihen voi kuulua huono kilpirauhasen toiminta, struuma, lisääntyneet kilpirauhasen autoimmuuniongelmat ja lisääntynyt kilpirauhasen syöpäriski.

Kilpirauhashormoni on välttämätön vastasyntyneen normaalin aivokehityksen kannalta. Koska jodia tarvitaan kilpirauhashormonin tuotantoon, jodin puutos voi altistaa vastasyntyneen aivojen epänormaalille kehitykselle. Lapsilla jodin puute voi johtaa kehitysvammaisuuteen, struumaan, ÄO:n alenemiseen, tarkkaavaisuus- ja ylivilkkaushäiriöön (ADHD) ja autismiin. Lisäksi vastasyntyneiden jodin puute liittyy lisääntyneeseen kuolleena syntymiseen, keskenmenoihin ja epämuodostumiin.[6] Maailman terveysjärjestö WHO totesi, että jodin puute on suurin yksittäinen ehkäistävissä oleva syy mielenterveysongelmiin.[7] Tutkimuksissa on todettu, että jodin puute lisää perinataalikuolleisuutta lähes 50 prosentilla.[8] Kun jodin puute korjataan, vastasyntyneiden kuolleisuuden on todettu vähenevän yli 50 %.[9 10]

Monet tutkimukset ovat osoittaneet, että jodipuutteisilla alueilla asuvilla lapsilla on alhaisempi älykkyysosamäärä, kuin runsasjodisilla alueilla asuvilla lapsilla. Laaja analyysi jodipuutteisten ja jodipitoisten alueiden lapsista osoitti, että lasten älykkyysosamäärässä oli 13,5 pisteen ero.[11]

Janetia, 57-vuotiasta, oli hoidettu kilpirauhasen vajaatoiminnasta kahden vuoden ajan. Hänellä todettiin jodivaje ja hänelle annettiin terapeuttinen kokeilu jodin ja jodidin yhdistelmällä (Iodoral®). Pyysin häntä kirjoittamaan minulle kirjeen kokemuksistaan jodin käytöstä. Hän kirjoitti seuraavan kirjeen:

"Käytettyäni Armour®-kilpirauhasta yli kahden vuoden ajan aloin tuntea oloni hieman vaisuksi ja tunsin, että ehkä tarvitsin lisää kilpirauhashormonia. Tohtori Brownstein kehotti minua ottamaan kaksi joditablettia (Iodoral®-25 mg) kilpirauhaslääkkeeni kanssa. Siitä on kulunut yli viisi kuukautta, kun aloitin jodihoidon ja tunnen edelleen joka päivä kaipaamaani pirteyttä. Itse asiassa vointini oli parempi heti ensimmäisenä päivänä, kun otin jodia. Jodia todellakin tarvittiin. Olen vain innoissani siitä, miten paljon parempi oloni on."

Entä jodisuola?

Kuten luvussa 2 mainittiin, jodia lisättiin suolaan yli 70 vuotta sitten struuman torjumiseksi ja kretinismiä vastaan. Näiden sairauksien torjumiseksi vahvistettiin saantisuositus (150 μg/vrk) yhtä tavoitetta silmällä pitäen: estää struuma ja kretinismi. Jodin suositusarvo on ollut menestyksekäs struuman ja kretinismin torjunnassa. Suositus on kuitenkin valitettavan riittämätön monien muiden kilpirauhassairauksien ehkäisemiseksi, kuten: kilpirauhasen vajaatoiminta, Gravesin tauti, Hashimoton tauti ja kilpirauhassyöpä. Lisäksi jodisuositus ei riitä antamaan optimaalista jodimäärää elimistön muuhun joditarpeeseen. Lopuksi, meidän lisääntyvä altistumisemme myrkyllisille halogeeneille - bromidille, fluoridille ja kloorijohdannaisille - on lisännyt joditarvettamme huomattavasti. Muut jodin puutteeseen liittyvät sairaudet (esim. rintasyöpä, fibrokystinen rintasairaus) käsitellään muissa luvuissa.

Kuinka yleisiä ovat kilpirauhasongelmat?

Kilpirauhassairauksia esiintyy yhä useammin. Viimeaikaisissa tutkimuksissa on arvioitu, että 10 prosentilla Yhdysvaltojen aikuisväestöstä (13 miljoonaa) on laboratoriotulosten perusteella kilpirauhassairaus.[12] Olen kirjoittanut kirjassani *Overcoming Thyroid Disorders 3. painos,* että uskon näiden lukujen olevan liian alhaisia ja tarkempi arvio olisi luultavasti 30-40 prosenttia väestöstä (jopa 52 miljoonaa aikuista amerikkalaista).[13] Miksi tämä ristiriita? Perinteinen lääketiede diagnosoi kilpirauhasongelman pelkästään verikokeiden perusteella. Mielestäni verikokeet eivät ole riittävän herkkiä poimimaan kilpirauhasen vajaatoimintaa suurimmalla osalla kilpirauhasongelmista kärsiviä potilaita. Siksi kokonaisvaltainen lähestymistapa kilpirauhasongelman diagnosointiin, kuten kirjassani esitän, on paljon kattavampi tapa diagnosoida kilpirauhasongelma, joka vaikuttaa kehon jokaiseen soluun.

Miksi riittävä kilpirauhashormonin määrä on niin tärkeä? Jokainen yksittäinen solu, lihas ja elin elimistössä tarvitsee riittävän kilpirauhashormonitason, jotta se toimisi optimaalisesti. Kilpirauhashormoni on elimistön tärkein aineenvaihdunnan säätelijä. Kilpirauhasen vajaatoiminnassa, kilpirauhanen vapauttaa riittämättömiä määriä kilpirauhashormonia elimistön aineenvaihduntatarpeisiin ja aineenvaihduntanopeus sen vuoksi alenee. Kilpirauhasen liikatoiminnassa kilpirauhanen vapauttaa liikaa kilpirauhashormonia, minkä seurauksena aineenvaihdunta kiihtyy.

Miksi niin monilla ihmisillä ympäri maata ja maailmaa on vakava ongelma, kuten kilpirauhashormonihäiriö? Vaikka kilpirauhassairauden etiologia voi olla moninainen, yksi yhteinen nimittäjä, joka voisi selittää tämän epidemian on jodin puute.

Kuten aiemmin luvussa 2 käsiteltiin, kolmannes maailman väestöstä elää jodipuutteisella alueella Maailman terveysjärjestön (WHO) standardien mukaan. Tämä suuri määrä jodipuutosalueella asuvia ihmisiä korreloi hyvin niiden ihmisten määrän kanssa, joilla on kilpirauhasen vajaatoiminta. Kaikki, joilla on kilpirauhasongelma olisi tutkittava jodin puutteen varalta.

Mitä jodi tekee kilpirauhasessa?

Jodi vastaa elimistön rauhasten normaalin rakenteen ylläpitämisestä, mukaan lukien kilpirauhanen, munasarjat, kohtu, rinta ja eturauhanen. Kun rauhaskudoksen soluissa on riittävästi jodia, kudos säilyttää normaalin rakenteensa.

Kun jodia on liian vähän, rauhaskudoksen arkkitehtuuri häiriintyy ja kudos muuttuu kystiseksi. Kystat ovat nestetäytteisiä pusseja, jotka erottuvat ympäröivästä normaalista kudoksesta. Kystat ovat tunnusteltaessa yleensä pehmeitä ja kokoon puristuvia.

Jos jodin puute jatkuu, kystat muuttuvat kyhmymäisiksi eli ne muuttuvat kiinteämmiksi tunnusteltaessa. Jos jodin puute jatkuu, kyhmyt alkavat muuttaa histologista ulkonäköään hyperplastiseksi. Hyperplasia tarkoittaa kirjaimellisesti "liikakasvua". Hyperplastisessa tilassa solut lisääntyvät nopeasti ja muuttuvat mikroskooppisesti tarkasteltuna yhä epäjärjestyneemmiksi. Jos jodin puutetta ei korjata, tämän jatkumon loppuvaihe voi lopulta olla syöpä.

Luvussa 8 käsitellään fibrokystista rintasairautta ja jodin puutetta. Rintojen fibrokystinen sairaus on rintasyövän esiaste. Olen hoitanut menestyksekkäästi monia fibrokystista rintasairautta sairastavia potilaita jodilla. Mielestäni minkä tahansa rauhaskudoksen kystien pitäisi saada lääkäri tarkistamaan potilaan jodipitoisuus ja määrätä jodia, jos se on aiheellista, prosessin kääntämiseksi.

Kilpirauhasessa jodin puute johtaa kystien, kyhmyjen ja struuman muodostumiseen. Kilpirauhanen ei toimi optimaalisesti, kun sen normaali rakenne on häiriintynyt. Olen hoitanut satoja potilaita, joiden kilpirauhasen ja muun rauhaskudoksen kasvaimet ovat hävinneet tai muuttuneet merkittävästi paremmiksi jodihoidon avulla.

Lexi on 15-vuotias tyttö, jolla todettiin kilpirauhasen kystat ja kyhmyt vuotta aiemmin. Hänen kilpirauhasensa oli kaksi kertaa normaalia suurempi. Ensimmäisellä käyntikerralla näin Lexin kilpirauhasen työntyvän ulos hänen kaulastaan. Lexi oli käynyt kahdella endokrinologilla, jotka molemmat suosittelivat leikkausta. Lexin äiti kommentoi: "En todellakaan halua, että hänet leikataan, mutta he eivät tarjoa minulle mitään muuta. Olemme seuranneet hänen kilpirauhasensa ultraäänitutkimuksia, ja se vain kasvaa koko ajan. Minulla on jo leikkauspäivä kolmen viikon kuluttua, ellette kerro toisin", hän sanoi. Ensimmäisellä käynnillä kysyin Lexiltä, miltä hänestä tuntui. Hänellä ei ollut mitään suurempia valituksia. Hänen energiatasonsa oli hyvä, ja hän oli hyvin aktiivinen koulun toiminnassa. Kerroin Lexille ja hänen äidilleen, että leikkaus ei ollut vielä aiheellinen, sillä suurentunut kilpirauhanen ei ollut aiheuttanut ongelmia. Tutkimukseni jälkeen määräsin virtsan pistokoejodidipitoisuuden ja 24 tunnin virtsan jodidirasitustestin. Lexin pistemäinen virtsan jodidipitoisuus oli alle laboratoriossa havaittavan tason. Myös hänen 24 tunnin rasitustestinsä oli alhainen, sillä 50 prosenttia erittyi (normaali 90 prosenttia). Tässä vaiheessa määräsin jodia - 25 mg/vrk, puhdistamatonta suolaa (1 tl/vrk Redmond's Real Saltia) ja monivitamiinia (Optivite). Kaksi viikkoa myöhemmin Lexi kävi toisessa kilpirauhasen ultraäänitutkimuksessa, koska sekä hän että äiti, joka on ultraääniteknikko, olivat sitä mieltä, että kilpirauhanen oli silmämääräisesti pienempi. Ultraäänitutkimus osoitti kilpirauhasen pienentyneen 50 prosenttia ja kaikki kystat ja kyhmyt pienenivät. Radiologi kutsui kaksi muuta kollegaa katsomaan ultraäänitutkimusta, koska hän ei voinut uskoa, kuinka paljon se oli pienentynyt", Lexin äiti kommentoi.

Olen nähnyt lukemattomia potilaita, joilla on kystia, kyhmyjä ja häiriintynyt rauhaskudoksen arkkitehtuuri, mukaan vllukien rinnat, munasarjat, kohtu ja eturauhanen, paranevan tai kääntävän tilansa muutoksen dramaattisesti päinvastaiseksi jodilla. Monissa tapauksissa jodilisäys johtaa parantumiseen. Kuinka kauan tämä prosessi kestää? Useimmilla potilailla kolme tai kuusi kuukautta on kohtuullinen aika, jonka kuluessa tulokset näkyvät. Vaikeasti sairailla potilailla voi kestää vuosia ennen kuin tuloksia on havaittavissa.

Kilpirauhasen vajaatoiminta

Kilpirauhanen ohjaa kehon aineenvaihduntaa. Kun kilpirauhashormonia on riittävästi kehon solujen käytettävissä, aineenvaihdunta on normaalia. Sitä vastoin kilpirauhasen toimiessa puutteellisesti, elimistön metabolinen aktiivisuus on alentunut. Taulukossa 4 luetellaan joitakin kilpirauhasen vajaatoimintaan liittyviä merkkejä ja oireita.

Tärkeimmät kilpirauhashormonit, T4 ja T3, tarvitsevat riittävästi jodia, jotta niitä voidaan tuottaa. Jodipuutoksessa kilpirauhasen vajaatoiminta on odotettavissa, koska kilpirauhashormonia ei valmisteta. Tutkimukseni on osoittanut, että jodipitoisuus on tutkittava kilpirauhasen vajaatoiminnassa. Jos jodista on puutetta, voi jodin lisääminen monesti lieventää tai jopa parantaa kilpirauhasen vajaatoiminnan ilman ulkoista kilpirauhashormonin käyttöä.

Jodilla ja kilpirauhashormonilla on synergistinen vaikutus kilpirauhasen vajaatoimintapotilaaseen. Milloin se on aiheellista, on tehokkaampaa käyttää jodia yhdessä kilpirauhashormonin kanssa parhaiden tulosten saavuttamiseksi.

Karen, 50-vuotta, kärsi kilpirauhasen vajaatoiminnasta 15 vuotta. Hänen oireisiinsa kuuluivat väsymys, henkinen sekavuus, turvotus ja hiustenlähtö. Diagnosoin Karenilla kilpirauhasen vajaatoiminnan kolme vuotta sitten ja aloitin hoidon Armour®thyroidilla sekä vitamiinien, mineraalien ja yrttien yhdistelmällä. Hän huomasi huomattavaa parannusta oireisiinsa, kun hän alkoi käyttää Armour®thyroidia. "Minusta tuntuu kuin olisin saanut elämäni takaisin. Pystyin ajattelemaan paljon selkeämmin, ja energiatasoni alkoi parantua", hän sunoi. Karenin tyttärellä Lisalla (22-vuotias) oli samanlaisia oireita ja hänellä todettiin kilpirauhasen vajaatoiminta kaksi vuotta sitten. Hänellä oli samanlaisia myönteisiä tuloksia kilpirauhasen lisäravinteista. Neljä kuukautta sitten laboratoriokokeet osoittivat, että sekä Karenilla että Lisalla oli jodin puutos. Kolme kuukautta jodilisän aloittamisen jälkeen sain Karenilta kirjeen, jossa sanottiin muun muassa: "Lisa ja minä otamme Armour®kilpirauhasta, ja olemme menestyneet hyvin sen kanssa, mutta jodin lisääminen teki todella suuren muutoksen. Meillä on enemmän energiaa, ja aamulla on paljon helpompi nousta ylös. Ajoittainen lihasjäykkyys on poissa. Kuten tiedätte, vietin kolme viikkoa Kaliforniassa äitini luona, joka oli leikattu paksusuolen syövän vuoksi. Olin vieraassa vuoteessa ja eri aikavyöhykkeellä. En saanut paljon unta ja stressitaso oli hyvin korkea. Aiemmin tällainen tilanne olisi uuvuttanut kehoni ja olisin ollut koko ajan kipeä. Ei tällä kertaa! Kaikesta huolimatta oloni oli loistava. Se johtui jodista, sillä se on ainoa muutos, jonka olen tehnyt Kaliforniassa ollessani. Lisan kokemus on ollut samanlainen. Hän opiskelee yliopistossa ja hänellä on hyvin epäsäännöllinen aikataulu. Sen jälkeen, kun hän aloitti jodin käytön, olen huomannut suuren eron hänen energiatasossaan. Hän herää itse asiassa itsekseen ja hänellä on paljon enemmän energiaa päivällä ja yöllä." Jälkeenpäin kahden kuukauden hoidon jälkeen olin pyytänyt Karenia ja Lisaa pienentämään hieman jodin annostusta ja he tekivät niin, mutta eivät tunteneet oloaan yhtä hyväksi. "Kun Lisa ja minä vähensimme jodin annostusta, huomasimme vähitellen, että vointimme ei ollut enää yhtä hyvä. Suosituksestasi nostimme annostusta ja aloimme tuntea olomme yhtä hyväksi kuin aiemmin", Karen kirjoitti. Karenin ja Lisan kokemus on hyvin yleinen monille muille potilailleni. Kuten Karenin ja Lisan tapauksessa, kilpirauhasen optimaalinen toiminta on riippuvainen riittävästä jodin saannista.

Taulukko 4: Kilpirauhasen vajaatoiminnan oireet.

Hauraat kynnet	Äänen käheys
Kylmät kädet ja jalat	Matala verenpaine
Hiustenlähtö	Keskittymiskyvyttömyys
Hitaampi syke	Lapsettomuus
Väsymys	Pöhöttyneet silmät
Silmäluomien turvotus	Kurkkukipu
Korkea verenpaine	Painonnousu

Kohonnut kolesteroli	Huono muisti
Kuiva iho	Hermostuneisuus
Nielemisvaikeudet	Lihasheikkous
Masennus	Kuukautisten epäsäännöllisyys
Ummetus	Lihaskrampit
Huono kylmänsietokyky	Ärtyneisyys

Jodi ja kilpirauhasen lisäravinteet

On kulunut yli 20 vuotta siitä, kun aloin opiskella ja harjoittaa kokonaisvaltaista lääketiedettä. Tänä aikana, jokainen uusi potilas, joka tulee luokseni, saa täydellisen kilpirauhasen ja hormonien arvioinnin. Potilaan hormonien tasapainottaminen, on osoittautunut yhdeksi palkitsevimmista asioista, joita teen käytännössä lääkärinä. Opin vasta noin kymmenen vuotta sitten, miten jodia käytetään oikein näiden potilaiden hoidossa.

Kymmenen ensimmäisen vuoden aikana, jolloin harjoitin kokonaisvaltaista hoitoa, diagnosoin monilla potilailla kilpirauhasen vajaatoiminnan. Sanomattakin on selvää, että hoidin monia näistä potilaista kilpirauhashormonilla.

Silloin olin turhautunut. Vaikka useimpien potilaiden vointi parani, en voinut uskoa, että niin monet ihmiset kärsivät kilpirauhasongelmista. En halunnut hoitaa jokaista potilasta kilpirauhashormonilla. Halusin löytää perimmäisen syyn siihen, miksi niin monet potilaat kärsivät kilpirauhasongelmista.

Aluksi etsin ravitsemuksellisia puutteita, kuten seleenin, jodin, A- ja D-vitamiinin sekä C-vitamiinin puutteita. Vaikka yritin korjata näitä puutteita, potilaani eivät vastanneet niihin, ennen kuin annoin niille heille kilpirauhashormonia.

Noin 10 vuotta toimittuani tapasin jodia tutkivan mentorini, tohtori Guy Abrahamin. Hän osoitti minulle, että käyttämäni jodityyppi - jodidi - ei ollut tehokas muoto. Lisäksi hän opetti, miten jodipitoisuuksia mitataan. Tohtori Abrahamin tutkimustulokset olivat selvät; koko kehon riittävä joditaso saavutettiin parhaiten käyttämällä sekä jodia että jodidia sisältäviä tuotteita.

Vasta, kun aloin käyttää oikeanlaista jodi/jodidiyhdistelmää, pystyin vähentämään kilpirauhashormonin käyttöä.

Käytäntöni on nyt huomattavasti erilainen, kuin 20 vuotta sitten. Toivottavasti minusta on tullut hieman viisaampi (jotkut saattavat olla tästä eri mieltä). Nyt jokaisen potilaan jodipitoisuus arvioidaan. Jos diagnosoin potilaalla kilpirauhasen vajaatoiminnan, en aloita kilpirauhashormonihoitoa ennen kuin jodipitoisuus on riittävä. Tämä on antanut minulle mahdollisuuden käyttää paljon pienempiä kilpirauhashormoniannoksia. Kaksikymmentä vuotta sitten keskimääräinen kilpirauhasannokseni oli 120-180 mg/vrk kuivattua kilpirauhashormonia. Nyt se on 30 mg/vrk.

Jos käytät kilpirauhashormonia: kolme sääntöä

Jos joku käyttää jo kilpirauhashormonia ja hänellä on diagnosoitu jodin puute, niin "kolme sääntöä" tulee kyseeseen. Nämä potilaat saattavat tarvita:
- saman kilpirauhashormoniannoksen, kuin aiemminkin
- kilpirauhashormoniannoksen pienentämistä puoleen
- kilpirauhashormonin käytön lopettamista

Ongelmana on se, että jodihoitoa aloittaessani en tiedä, mikä näistä kolmesta ryhmästä on potilas kuuluu. Kerron potilailleni, että jos he jodihoitoa aloittaessaan hermostuvat, ahdistuvat tai saavat sydämentykytyksiä, heidän on välittömästi puolitettava kilpirauhashormoniannoksensa. Jos edellä mainitut oireet jatkuvat edelleen, on parasta lopettaa kilpirauhashormonihoito.

Potilaiden tarkalla seurannalla voidaan minimoida komplikaatiot. Lisäksi asianmukaisen tutkimuksen suorittaminen ja verikokeiden tarkistaminen voi auttaa ohjaamaan prosessia.

Miksi TSH nousee jodihoidon alussa?

Yksi yleisimmistä sähköpostiviesteistä, joita saan lääkäreiltä ja maallikoilta, on heidän huolensa TSH-tason noususta jodihoidon aloittamisen jälkeen. Kuten aiemmin mainittiin, TSH:ta vapautuu aivolisäkkeestä ohjaamaan kilpirauhasta tuottamaan lisää kilpirauhashormonia.

TSH:lla on kuitenkin muitakin tehtäviä kuin kilpirauhashormonin tuotannon stimulointi. Se auttaa myös stimuloimaan elimistön jodin kuljetusmolekyylien (natriumjodidisymporter) NIS:n tuotantoa. Ilman riittäviä määriä NIS:iä jodi ei pääse soluihin eikä tule hyödynnettyä.

Toisin sanoen NIS on kuin taksi, joka kuljettaa jodin verenkierrosta kilpirauhassoluun, jotta solu voi käyttää jodia kilpirauhashormonin valmistukseen.

Tätä käsitettä ei ole vaikea ymmärtää. Otetaan esimerkki potilaasta, jolla on jodin puute. Jodipuutteisen potilaan elimistö ei tarvitse suurta määrää NIS:ää, koska soluihin kuljetettavaa jodia on vain vähän. Kun henkilö alkaa täydentää jodia, on ylimääräinen jodi kuljetettava soluihin. Yksi tapa, jolla elimistö saa tämän aikaan, on se, että lisätään TSH:n tuotantoa NIS:n lisäämiseksi. Toisin sanoen, kun jodilisäys aloitetaan, elimistö tuottaa enemmän "NIS-taksiautoja", jotka kuljettavat jodin kilpirauhassoluihin tuottamaan kilpirauhashormonia.

Kokemukseni on osoittanut, että kun jodilisäys on aloitettu, kohoaa TSH ilman että on kliinisiä merkkejä kilpirauhasen vajaatoiminnasta (esim. väsymys, hiustenlähtö, päänsärky jne.) ja T3- ja T4-arvot eivät viittaa kilpirauhasen vajaatoimintaan. Päinvastoin, kohonnut TSH on elimistön sopiva ja välttämätön vastaus tarpeeseen tuottaa enemmän NIS:ää eli "taksiautoja", jotta voidaan lisätä jodin kuljettamista kilpirauhassoluihin. Kuinka kauan TSH pysyy koholla? Olen havainnut, että TSH voi pysyä koholla jopa 6 kuukautta ennen kuin se lasketaan normaaliksi.

Kuinka korkealle TSH-tasot nousevat? Normaali TSH-taso vaihtelee välillä 0,5-4,5mIU/l. Olen nähnyt TSH-tasojen nousevan 5-30mIU/l:iin joksikin aikaa, joskus jopa kuudeksi kuukaudeksi, ennen kuin ne laskevat takaisin normaalialueelle. Muista, että jos kilpirauhasongelmista ei ole kliinisiä oireita ja T3- ja T4-tasot ovat normaalit, on epätodennäköistä, että TSH:n kohoaminen on merkki kilpirauhasen vajaatoiminnasta. Tällöin TSH:n kohoaminen on normaalia ja odotettavissa. TSH laskee takaisin viitealueelle, kun kilpirauhanen on kyllästynyt jodilla.

Jodin aiheuttama kilpirauhasen vajaatoiminta

Minä ja kumppanini olemme hoitaneet tuhansia potilaita, mukaan luettuina kilpirauhasen autoimmuunitautia (AIT) sairastavat potilaat, emmekä ole nähneet jodin aiheuttaman kilpirauhasen vajaatoiminnan epidemiaa. Itse asiassa, kun olin viemässä tätä kirjaa painoon, kysyin yhteistyökumppaneiltani tästä asiasta, ja saimme selville kaksi tapausta, joissa jodi aiheutti kilpirauhasen vajaatoimintaa. Muistakaa, että nämä ovat vain kaksi tapausta tuhansista potilaista, joita on hoidettu jodilla.

Useimmat lääkärit ja jotkut holistiset lääkärit eivät näytä ymmärtävän käsitystä sitä, miksi TSH nousee jodihoidon aloittamisen myötä. Sallikaa minun toistaa itseni: TSH-tason nousu ilman, että T3- tai T4-taso laskee ja kun kliiniset merkit ja oireet puuttuvat niin mikään ei viittaa jodin aiheuttamaan kilpirauhasen vajaatoimintaan. Lopuksi totean, että on syytä toistaa, että TSH-tasot nousevat aluksi lähes kaikilla jodihoidon aloittavilla. Tämä on normaali ja odotettavissa oleva reaktio.

Jodin aiheuttama kilpirauhasen liikatoiminta

Aiheuttaako jodihoito kilpirauhasen liikatoimintaa? Minulle opetettiin lääketieteellisessä tiedekunnassa, että se aiheuttaa, erityisesti silloin, kun potilailla, jotka kärsivät autoimmuuneista kilpirauhasen häiriöistä, kuten Gravesin tai Hashimoton taudista.

Nuorille lääkäreille opetetaan tätä vielä nykyäänkin. Sallikaa minun vastata kysymykseen: Hyvin harvoin.

Kumppaneideni kanssa arvioimme, että 12 vuoden aikana tuhansista hoidetuista potilaista alle 10:lle tuli kilpirauhasen liikatoimintaa jodihoidon jälkeen.

Kun luennoin lääkäreille, kerron heille, että tietty sairaus voi altistaa jodin aiheuttamalle kilpirauhasen liikatoiminnalle. Tämä tila ilmenee potilaalla, jolla on itsenäisesti toimiva kyhmy kilpirauhasessa. Joskus tätä kutsutaan kilpirauhaskuvassa kuumaksi kyhmyksi.

Autonomisesti toimiva kyhmy ei ole aivolisäkkeen eikä hypotalamuksen palauteohjauksen alainen ja toimii kilpirauhasesta riippumattomasti. Kun jodia on tarjolla, kyhmyt ottavat jodia ja tuottavat runsaasti kilpirauhashormonia, mikä johtaa kilpirauhasen liikatoimintaan. Tila voidaan diagnosoida kilpirauhasen tähystyksellä. Se diagnosoidaan kuitenkin useimmiten sen jälkeen, kun on kokeiltu jodihoitoa ja potilas saa kilpirauhasen liikatoimintaa parin ensimmäisen annoksen jälkeen.

Miten hoidat potilasta, jolla on itsenäisesti toimiva kilpirauhaskyhmy? Näiden potilaiden on vältettävä jodivalmisteita ja runsaasti jodia sisältäviä elintarvikkeita (kuten merilevää), kunnes kyhmy on poistettu.

Vielä harvemmin näen jodin aiheuttavan kilpirauhasen liikatoimintaa potilaalle, jolla ei ole itsenäisesti toimivaa kilpirauhaskyhmyä. Jodi voi kuitenkin aiheuttaa haittavaikutuksia, kuten seuraavia oireita: kilpirauhasen liikatoimintaa, kuten hermostuneisuutta, tärinää, sydämentykytystä jne., jotka johtuvat myrkkyjen poistumisesta. Tämä johtuu useimmiten siitä, että jodi syrjäyttää myrkyllisen halogeenin, bromin. Bromimyrkytys voi aiheuttaa kaikkia edellä mainitsemiani oireita. Lisää bromimyrkytyksestä on luvussa 11 .

Rintasyöpä: ongelmana jodivaje

Yksi kilpirauhashormonin tärkeimmistä tehtävistä on nopeuttaa kehon aineenvaihduntaa. Kilpirauhasen vajaatoiminnassa elimistön aineenvaihdunta on hidastunut. Tästä seuraa usein ylipainon lisääntyminen kilpirauhasen vajaatoiminnassa. Sitä vastoin kilpirauhasen liikatoiminnassa kehon aineenvaihdunta kiihtyy ja laihtuminen on yleisempää.

Jodi ei ole välttämätön vain kilpirauhashormonien tuotannossa, vaan se on välttämätön kaikkien muidenkin hormonien tuotannossa. Jokainen rauhanen kerää jodia ja käyttää jodia hormonien valmistukseen. Lisäksi jokainen solu on riippuvainen riittävistä jodivarastoista, jotta solukoneisto toimisi optimaalisesti.

Kun kilpirauhashormonia otetaan, se vaikuttaa kaikkiin kehon soluihin. Itse asiassa kilpirauhashormoni nostaa kehon jokaisen solun aineenvaihduntaa. Kohonnut aineenvaihdunta lisää luonnollisesti elimistön jodin tarvetta. Jos siis jodia puuttuu, pahentaa kilpirauhashormonin lisääminen jodin puutetta.

Tutkijat ovat tutkineet kilpirauhasen vajaatoiminnan ja rintasyövän välistä yhteyttä yli 40 vuoden ajan. Jotkut tutkijat ovat sitä mieltä, että kilpirauhassairaudet, mukaan lukien kilpirauhasen vajaatoiminta ja Hashimoton tauti, ovat yhteydessä rintasyövän kehittymiseen. Toisaalta tutkijat ovat raportoineet, että naisilla, jotka käyttävät kilpirauhashormonia vähintään 15 vuoden ajan, on lisääntynyt riski sairastua rintasyöpään.

Eräässä tutkimuksessa kilpirauhashormonia käyttäviä naisia verrattiin naisiin, jotka eivät käyttäneet kilpirauhashormonia.[14] Kilpirauhashormonia käyttävillä naisilla oli 50 % enemmän rintasyöpää. Samassa tutkimuksessa havaittiin, että rintasyövän ilmaantuvuus lisääntyi lineaarisesti, mitä pidempään naiset käyttivät kilpirauhashormonia. Tätä havainnollistetaan kuvassa 7.

Miksi lisääntynyt rintasyöpäriski kohdistuu sekä kilpirauhashormonia pitkään käyttäneisiin että kilpirauhasen vajaatoimintaa sairastaviin naisiin? Luulen, että yhteys on jodin puute. Jodin puutostilassa kilpirauhashormonin ottaminen nostaa kehon aineenvaihduntaa, mikä myös lisää elimistön jodin tarvetta.

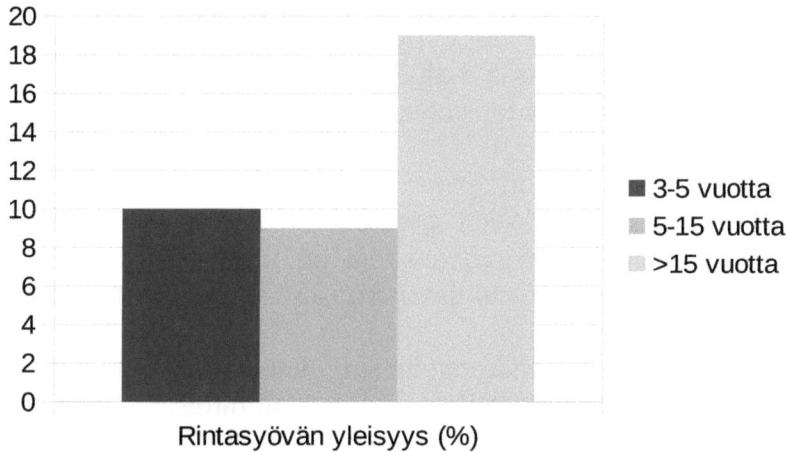

Kuva 7: Kilpirauhashormonin käytön kesto ja rintasyövän ilmaantuvuus.

Kun jodin puute on olemassa, kilpirauhashormonien käyttö pahentaa jodin puutetta. Naisilla tämä paheneva ongelma näkyy lisääntyneenä rintasyöpätapauksina. Nykyään meillä on rintasyöpäepidemia, jossa joka seitsemäs nainen USA:ssa sairastuu rintasyöpään. Hypoteesini on, että epidemia ei ratkea ennen, kuin yhteys jodiin tunnistetaan ja hoidetaan. Lisätietoa jodista ja rintasyövästä on luvussa 8.

Loppuarviointi

Kilpirauhanen ei toimi optimaalisesti, jos jodia puuttuu. Kilpirauhashormonin tuotanto, kuten kaikki muutkin elimistön hormonit, vaatii jodia. Valitettavasti jodin puutetta esiintyy epidemianomaisesti, olipa kyse sitten omasta tutkimuksestani tai National Health and Nutrition Examination Survey - tutkimuksesta.

Kilpirauhasen vajaatoiminta on epidemia. Kilpirauhashormonilääkitystä ei kuitenkaan pitäisi aloittaa ilman joditason mittausta. Kilpirauhashormonin ottaminen, kun jodia puuttuu, voi pahentaa jodivajeen aiheuttamaa ongelmaa lisäämällä elimistön aineenvaihduntaa.

Tutkimus on selvä: kilpirauhashormonin ottaminen jodivajeen yhteydessä lisää riskiä rintasyöpään ja uskoakseni myös muihin rauhassyöpiin, kuten rinta-, munasarja-, kohtu- ja eturauhassyöpään.

Lisääntynyt riski on ennustettavissa, koska rauhaskudos tarvitsee jodia säilyttääkseen normaalin rakenteensa. Kaikki, mikä vähentää elimistön jodivarastoja tai lisää elimistön jodin tarvetta, ennustaa rintasyövän lisääntymistä - samoin kuin muiden rauhassyöpien.

Kaikkien kilpirauhasongelmista kärsivien henkilöiden jodipitoisuus olisi tarkistettava. Jos jodipitoisuus ei ole optimaalinen, on aloitettava jodin täydennys oikeanlaisella jodilla. Kokemukseni mukaan jodin asianmukainen käyttö kilpirauhashäiriöiden hoidossa kilpirauhasen vajaatoiminnasta aina Gravesin ja Hashimoton tautiin, ei ole ainoastaan turvallista, vaan myös tehokasta ja edullista. Edellä on kuvattu kokonaisvaltainen lähestymistapa kilpirauhasongelmien perimmäisen syyn etsimiseen ja hoitamiseen.

Jodin täydennys ei ole ainoa hoito kilpirauhassairauksiin. Lisäravinteet, myrkkyjen poisto, riittävä veden juominen ja ruokavaliomuutokset voivat myös parantaa näitä oireita. Jos haluat tietää lisää kattavasta kokonaisvaltaisesta suunnitelmasta kilpirauhasen häiriöiden hoitamiseksi, viittaan kirjaani *Overcoming Thyroid Disorders. 3. painos*.

Muista, että kohonnut TSH-arvo jodihoitoa aloitettaessa ei välttämättä tarkoita, että jodi aiheuttaa haittavaikutuksia. Päinvastoin, useimmilla potilailla tämä on normaali ja odotettu reaktio, jos muut kilpirauhashormoniarvot ovat normaalit eikä kilpirauhasen vajaatoiminnasta ole kliinisiä merkkejä.

Seuraavissa kolmessa luvussa käsitellään tarkemmin jodin puutetta yhtenä suurimpana kilpirauhasen autoimmuunisairauksien syynä. Muistakaa, että kun ymmärretään sairauden syy, voidaan laatia tehokas hoitosuunnitelma. Näissä luvuissa yksilöidään kilpirauhasen autoimmuunihäiriön syy(t) ja esitellään hoitosuunnitelma, jonka tarkoituksena on pysäyttää eteneminen ja kääntää autoimmuunisairaus kohti paranemista.

[1]Fenzi, F. Autoimmuunitekijöiden ja perinnöllisten tekijöiden merkitys struuman esiintyvyydessä. Tutkimukset, jotka on tehty kohtalaisesti endeemisellä alueella. J. Endocrin. Invest. 9:131-164. 1986

[2]Eur. J. Endocr. 2000 Oct; 143(4):485-991.

[3]Delange, F. Werner ja Ingbar's The Thyroid. Lippincott Williams and Wilkins. 2000.

[4]Herzel, B. Modern Nutrition in Health and Disease. 1998

[5]Endocrine Reviews 1. helmikuuta 2003 vol. 24 no. 1 48-77.

[6]J. Nutr. 127:574-8. 1997

[7]WHO. http://www.who.int/nutrition/topics/idd/en/ 7.3.13

[8]Thilly, C.G. Bull. Acad. Med. Belg. 1981; 136:389

[9]Lancet. 2003; 362:1859-60

[10]Lancet. Vol. 350. 9.13.97. p. 771-773

[11]Herzel, B. Modern Nutrition in Health and Disease. 1998

[12]Canaris, Gay ja muut: The Colorado Thyroid Disease Prevalence Study. Arch. Intern. Med. 160, helmikuu 28, 2000

[13]Brownstein, D. Kilpirauhashäiriöiden voittaminen. Medical Alt. Press. 2002

[14]JAMA. Vol. 236. No. 10. 09.1976

Luku 5: Jodin hapettuminen ja sidokset

Noin seitsemän vuotta sitten, kun olin pitänyt jodia koskevan luennon lääkäreiden ryhmälle Houstonissa, TX:ssa, australialainen lääkäri, tohtori John Lee, esitti minulle kysymyksen. Hänen kysymyksensä kuulosti yksinkertaiselta: "David, mitä jodi tekee solussa?" Vastasin tuolloin kysymykseen parhaani mukaan, mutta tiesin, että vastaus ei tyydyttänyt häntä eikä minua. Siitä alkoi etsintä, jonka tarkoituksena oli vastata paremmin tähän kysymykseen. Vaikka emme edelleenkään tiedä kaikkea, mitä jodi tekee solussa, on nyt paljon enemmän vastauksia.

Tässä luvussa käsitellään jodin hapettumista ja organifikaatiota. Tiedän, että tämä on vaikea käsite hallita. Minusta on tärkeää ymmärtää, mitä jodille tapahtuu solun sisällä ja mitä jodi tekee solun sisällä, jotta ymmärtää, miksi on niin tärkeää varmistaa riittävä jodipitoisuus.

Mitä jodille tapahtuu sen nauttimisen jälkeen?

Jodin ja jodidin nauttimisen jälkeen ne imeytyvät ruoansulatuskanavasta halogeenikanavan kautta. Jodi siirtyy solun sisälle helpotetun diffuusion avulla. Jodidi kulkeutuu solujen sisään natriumjodidisymporteriksi (NIS) kutsutun kuljetusmolekyylin kautta. Kun jodidi on kulkeutunut soluun, se käy läpi kaksi tärkeää prosessia: hapettumisen ja organifikaation (liittyminen orgaaniseen molekyyliin), jotka selitetään tässä luvussa.

58-vuotiaalla Johnilla todettiin fibromyalgia kaksi vuotta sitten. "En tiedä, mitä tapahtui. Yhtenä päivänä olin kunnossa ja seuraavana päivänä minua särki kaikkialla ja olin väsynyt. John kävi lukuisilla lääkäreillä, jotka määräsivät erilaisia lääkkeitä. "Lääkkeet eivät auttaneet. Kerroin lääkäreille, etten ollut masentunut, mutta he määräsivät jatkuvasti masennuslääkkeitä. Lopulta kyllästyin lääkkeisiin", hän sanoi.

Kun John tapasi minut, havaitsin hänen kilpirauhasensa olevan suurentunut. Tilasin kilpirauhasen ultraäänitutkimuksen, verikokeen ja diagnosoin hänellä Hashimoton taudin. "Kun sain tietää, että minulla oli Hashimoton tauti, en voinut uskoa sitä. Olin käynyt monilla eri lääkäreillä, eivätkä he osanneet kertoa, mikä oli vialla. He sanoivat minulle jatkuvasti, että minun pitäisi saada masennuslääkkeitä", hän sanoi.

Osana alkututkimusta testasin Johnin jodipitoisuuden. Johnin jodirasituskokeessa todettiin, että jodipitoisuus oli alhainen 45 prosenttia (normaaliarvo > 90 prosenttia). Johnille annettiin 75 mg jodia päivässä sekä täydellinen ravitsemusohjelma. Kahdentoista viikon jodin käytön jälkeen 24 tunnin jodirasituskoe oli nyt normaali 95 prosentin erittyminen. Hän ei kuitenkaan tuntenut oloaan paremmaksi. John valitteli edelleen väsymystä ja kipuja kehossa. Lisäksi Johnin TSH-arvo nousi lähtötilanteen 4mIU/l:stä 12 mlU/l:iin sen jälkeen, kun hän oli ottanut 75 mg jodia Iodoral® 30 päivän ajan. Tänä aikana Johnin T3- ja T4-arvot olivat normaalit. Johnin endokrinologi antoi hänelle kilpirauhashormonia (Synthroid®) kohonneen TSH-tason vuoksi. Synthroid® ei vaikuttanut hänen oireisiinsa. Kun tapasin Johnin, selitin hänelle, että kohonnut TSH-arvo oli normaali seuraus elimistön tarvitessa enemmän jodin kuljetusmolekyylejä (NIS). Koska hänen vointinsa ei ollut parantunut, minusta tuntui, että hänellä saattoi olla jodin käyttöön liittyvä ongelma. Selitin hänelle, että hänen solunsa eivät pystyneet ottamaan vastaan tehokkaasti jodia. Annoin hänelle B2-vitamiinia (100mg) ja B3-vitamiinia (500mg) kaksi kertaa päivässä, ja John huomasi välittömän parannuksen. "Se oli ihme. Toisella B-vitamiiniannoksella minun pääni kirkastui ja väsymykseni katosi. Tunsin itseni 20 vuotta nuoremmaksi. En ole *koskaan ottanut mitään niin nopeasti toimivaa", hän sanoi. John on jatkanut jodin käyttöä (nyt 50 mg/vrk) vitamiinien B2- (200 mg/vrk) ja B3- (1 000 mg/vrk) lisäksi. Hänen kilpirauhasen vasta-ainepitoisuutensa on vähitellen kuuden kuukauden aikana laskenut normaalille tasolle. Mikä tärkeintä, John voi nyt hyvin. "En voi uskoa, kuinka paljon energiaa minulla on. Kaikki ovat huomanneet eron", hän sanoo.*

Johnin tarina ei ole ainutlaatuinen. Jodin optimaalisen hapettumisen ja orgaanisen jodin varmistaminen parantaa immuunijärjestelmän toimintaa ja energiantuotantoa.

Kuvassa 8 (seuraavalla sivulla) esitetään, mitä jodille tapahtuu, kun se pääsee kilpirauhaseen. Kun jodidi on kuljetettu kilpirauhassoluun, se hapettuu. Tässä prosessissa jodidi (pelkistetty jodin muoto) hapettuu jodiksi. Tämä tarkoittaa sitä, että jodidi menettää yhden elektronin ja tuloksena syntyy jodia, kuten kuvassa 8 on esitetty.

Hapettumisprosessi tapahtuu vetyperoksidin (H_2O_2) ja tyroperoksidaasin (TPO) kanssa. Tämä vaihe on erittäin tärkeä prosessi elimistön kyvylle hyödyntää jodidia.

Poikkeavuudet jodidin hapettumisessa voivat johtaa anti-tyroperoksidaasi (anti-TPO) vasta-aineiden tuotantoon. Tämä johtaa tilaan nimeltä Hashimoton tauti. Hashimoton tautia käsitellään tämän luvun lopussa.

$$\text{Hapettuminen } (H_2O_2 + TPO)$$
Jodidi -->Jodi

KUVA 8: Jodidin hapettuminen

Vetyperoksidi: Tärkeä hapettumiselle

Riittävä vetyperoksidin tuotanto on välttämätöntä, jotta jodidin hapettumista voidaan helpottaa. Ilman riittävää vetyperoksidia, jodia ei muodostu jodidista. Vetyperoksidi on voimakas hapetin. Kilpirauhassolussa sen tehtävänä on hapettaa jodidi jodiksi (kuva 8). Vetyperoksidi yhdessä TPO:n kanssa on välttämätön tässä vaiheessa.

Jos vetyperoksidin tuotantoa ja käyttöä ei ylläpidetä tarkasti, se voi vahingoittaa kudosta ja aiheuttaa kilpirauhasen autoimmuunihäiriöitä, kuten Hashimoton taudin. Immuunijärjestelmä on kehittänyt puolustusmekanismeja estääkseen vetyperoksidia H_2O_2:ta vahingoittamasta kudoksia. Tämä tapahtuu ensisijaisesti seleeniä sisältävän entsyymin glutationiperoksidaasin avulla, joka pelkistää vetyperoksidin vedeksi H_2O:ksi sen jälkeen, kun se hapettaa jodidin. Seleenin puute voi heikentää tätä puolustusmekanismia. Lisää tietoa seleenistä on luvussa 7.

Jos hapetusprosessi tapahtuu oikein, jodin hyödyntämisen seuraava vaihe on nimeltään organifikaatio.

Jodin organifikaatio

Kun jodi on muodostunut, se käy läpi organifikaation ja siitä tulee osa kolesterolia, lipidejä (rasvoja) ja proteiineja (kuva 9). Organifikaatio tarkoittaa yksinkertaisesti sitoutumista orgaaniseen molekyyliin. Kuten kuvasta 9 nähdään, jodi voi suositeltuna päiväannoksena 150 µg/vrk sitoutua tyroglobuliiniin ja tehdä siitä kilpirauhashormoneja Tl, T2, T3 ja T4. Tarvitaan kuitenkin suurempia jodiannoksia, vähintään 100 x suositeltu päiväannos jodia, jotta voidaan tuottaa tärkeitä jodilipidejä, kuten δ-jodilaktonia.

Jos jodia on annettu 100 x suositeltu päiväannos, jodi voi järjestäytyä lipideiksi, jotta saadaan δ-jodilaktonia ja muita jodilipidejä. δ-jodilaktonia ja muita jodilipidejä ei muodostu mainittavia määriä, kun jodia nautitaan suositeltuja päiväannoksia. Yksinkertaisesti sanottuna suositeltu päiväannos jodia riittää juuri ja juuri kilpirauhashormonin muodostamiseen ja struuman estämiseen.

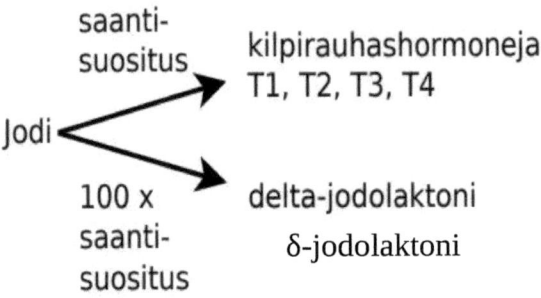

KUVA 9: Jodin organifikaatio

Rick, 52-vuotias lääkäri, oli hyvin aktiivinen jokapäiväisessä elämässään. Hän pelasi tennistä kahdesti viikossa ja harrasti liikuntaa päivittäin. "Voin useimmiten hyvin, mutta minulla on silti ylä- ja alamäkiä", hän sanoi. Rickillä todettiin Hashimoton tauti 15 vuotta sitten. Siitä lähtien hänen suurin ongelmansa oli keskittymiskyvyn ylläpitäminen. Hän sanoi: "Vaikka pystyn edelleen tekemään kaiken, aivoni eivät ole koskaan tuntuneet samalta sen jälkeen, kun Hashimoton tauti ilmaantui." Rick oli kokonaisvaltaisessa vitamiinihoidossa: vitamiineja, kivennäisaineita ja terveellinen ruokavalio vuosien ajan. Kun Rick lisäsi jodia (75-100 mg/vrk), hän huomasi välittömästi eron. Rick totesi, että "yhdeksänkymmentä prosenttia vaivoistani suli pois jodin myötä. Se oli ihmeellistä." Kahden vuoden jodin käytön jälkeen Rick testattiin veren, virtsan ja syljen avulla ja huomasimme, että hänellä oli jodin organidikaatiota häiritsevä vika. Se tarkoittaa, että hänen solunsa eivät olleet käyttäneet kunnolla jodia, jota hän otti lisäravinteena. Otettuaan kaksi kertaa lisäravinteita, jotka sisälsivät 100mg B2-vitamiinia ja 500mg B3-vitamiinia (ATP CoFactors®) hän tunsi olonsa "upeaksi". "En ole koskaan tuntenut oloani näin hyväksi aloittaessani uuden ravintolisän. Tämä selvitti kaikki vaivani. Nyt tunnen itseni 100-prosenttisen terveeksi", hän sanoi.

Rick on kumppanini, tohtori Richard Ng. Hänen tarinansa ei ole yksittäinen tarina. Jos jodi ei organifikoidu tai hapetu, elimistö ei saa siitä todellista hyötyä. On tärkeä etsiä vastauksia, jos et saa parhaita tuloksia jodihoidosta. Rick ei ollut tyytyväinen ennen kuin hän tunsi olonsa 100-prosenttisesti hyväksi.

Kilpirauhaselle suositeltu jodiannos

Kun jodia otetaan suositeltu päiväannos, noin 150µg/vrk, voi jodi sitoutua tyroksiinimolekyyleihin ja muuttua kilpirauhashormoniksi. Jos jodia ei ole riittävästi, se voi johtaa kilpirauhashormonin riittämättömään tuotantoon ja kilpirauhasen vajaatoimintaan. Eri kilpirauhashormonit on esitetty kuvassa 9.

100 x suositeltua suurempi jodiannos suojaa syövältä

Kun jodia nautitaan vähintään 100-kertaa enemmän, kuin suoriteltu määrä (>15 mg/vrk), voi jodi sitoutua myös muihin molekyyleihin, kuten lipideihin (eli rasvoihin) ja proteiineihin. Jodin sitoutuminen rasvamolekyyli laktoniin tuottaa rasvan kaltaisen aineen, joka tunnetaan nimellä δ-jodilaktoni, joka on keskeinen apoptoosin ja kilpirauhassolujen tuotannon säätelijä. Toisin sanoen δ-jodilaktoni estää syöpiä. Apoptoosilla tarkoitetaan ohjelmoitua solukuolemaa, joka on kaikilla normaaleilla soluillamme.

Jodi ja apoptoosi: suoja syövältä

Apoptoosi on erittäin tärkeä käsite. Kaikilla soluilla, kuten kaikilla elävillä olennoilla, on elinkaari. Kaikkien solujen elinkaaressa on kasvuvaihe, jakautumisvaihe ja kuolinvaihe. Kun solu kuolee, sen tilalle syntyy uusi solu. Haluamme, että solumme käyvät läpi apoptoosin eli ohjelmoidun kuoleman. Ilman apoptoosia solut jatkavat jakautumista, kunnes ne valtaavat elimistön. Syöpäsolut ovat esimerkkejä soluista, jotka eivät tee apoptoosia. Yksi syövän mysteereistä on se, miksi nämä solut eivät käy läpi apoptoosia. Voimakas syöpää ehkäisevä tuote olisi sellainen, joka edistäisi syöpäsolujen apoptoosia ilman myrkyllisyyttä muille soluille.

Jodi on yksi näistä ravintoaineista. Tiedämme, että jodipitoisten lipidien, kuten δ-jodilaktonin, on osoitettu säätelevän ja edistävän apoptoosia. Maalaisjärjellä voisi päätellä, että on tärkeää huolehtia riittävästä jodin saannista, jotta voidaan edistää jodipitoisten lipidien, kuten δ-jodilaktonin tuotantoa. Näitä jodiproteiineja ei havaita ihmiskudoksessa jodin puutteen yhteydessä. Ne ovat kuitenkin havaittavissa, kun jodin saanti ylittää reilusti suositellun päivittäisen jodiannoksen.

On tärkeä korostaa, että jodin apoptoottinen (eli syöpää ehkäisevä) vaikutus ilmenee vain, kun jodia nautitaan yli 100 x suositellun jodin päiväannoksen. Samanlaisia vaikutuksia on havaittu myös eläimillä (koira). Uskon, että yksi tärkeimmistä syistä siihen, että näemme merkittävää syövän lisääntymistä jodia tarvitsevissa kudoksissa (mm. kilpirauhanen, rinnat, munasarjat ja eturauhanen) on jodin puute. Jodin puute tuottaa apoptoosia välttäviä soluja ja epäoptimaaliseen ympäristön hapettumiselle sekä organifikaatiolle.

Yhteenveto: mikä jodiannos suojaa syövältä?

Jos haluamme saavuttaa jodin asianmukaisen hapettumisen ja organifikaation, käy selväksi, että suositeltu jodin päiväannos on valitettavan riittämätön apoptoottisen (syöpää ehkäisevän) vaikutuksen aikaansaamiseksi. Itse asiassa uskon, että jodin suositeltu päiväannos ei ole riittämätön ainoastaan solujen apoptoottisen vaikutuksen aikaansaamiseksi koko kehossa, se on myös riittämätön kattamaan jopa kilpirauhasen kokonaistarpeet. Kuten aiemmin mainittiin tässä kirjassa, altistuminen myrkyllisille halogeeneille, kuten bromille, fluorille ja kloorijohdannaisille, on lisääntynyt ajan myötä. Nämä aineet eivät ainoastaan aiheuta jodin puutetta, vaan ne voivat myrkyttää entsyymejä jotka vastaavat jodin organifikaatiosta.

Jodi- ja antioksidanttivaje sairastuttaa

Olen jo kuvannut jodioituneen laktonin δ-jodilaktonin apoptoottisia (eli syöpää ehkäiseviä) vaikutuksia. δ-jodilaktoni ei ole tärkeä ainoastaan syövän ehkäisemiseksi, vaan sen tuotanto on myös välttämätöntä, jotta voidaan säädellä jodin hapettumista. Kuvassa 10 havainnollistetaan jodin hapettumista/organifikaatiota.

Kuten aiemmin mainittiin, jodidin hapettuminen jodiksi tapahtuu H_2O_2:n ja TPO:n vaikutuksesta. Jodi on välttämätön alkuaine, jotta solussa olisi oikea molekyyli organifikaatiota varten. Jos organifikaatiota ei tapahdu tai se on estynyt, ei kilpirauhashormonia eikä jodilipidejä muodostu. Kuten kuvasta 10 nähdään, tätä reaktiota ohjaa solunsisäinen kalsiumtaso, jodilipidit ja δ-jodilaktoni.

NADPH-hapetusjärjestelmä

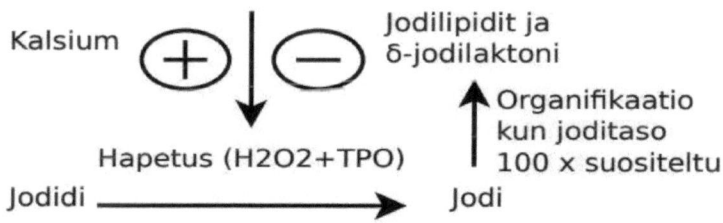

Kuva 10: Jodin organifikaatio, 100 x suositeltu päiväannos

Solunsisäinen kalsium stimuloi tätä reittiä.[6] Toisaalta δ-jodilaktoni ja muut jodilipidit eli jodioidut rasvat hidastavat

71

reittiä.[7] [8] Jos solussa ei ole tarpeeksi jodia organifikaatioon ja tuottamaan riittävästi δ-jodilaktonia, se voi luoda pohjan kilpirauhassolun vaurioitumiselle ja kilpirauhasen autoimmuunihäiriön kehittymiselle, kuten Hashimoton tai Gravesin taudille.

Kilpirauhasen autoimmuunihäiriöt

NADPH-oksidaasijärjestelmä sijaitsee solujemme mitokondrioissa. Mitokondriot tuottavat elimistön energian. Mitokondriot tuottavat energiaa (eli ATP:tä) monimutkaisella prosessilla, jota kutsutaan oksidatiiviseksi fosforylaatioksi. Kaikki lääketieteen opiskelijat (ja useimmat lääkärit) tuntevat oksidatiivisen fosforylaation, koska meidän on opeteltava ulkoa monet vaiheet, jotka vastaavat ATP:n tuottamisesta. ATP:n tuottaminen vaatii monia kohteita, kuten: happea, magnesiumia, ADP:tä, vitamiineja ja aminohappoja.[9] [10]

Monet, joilla on kroonisia sairauksia, kuten fibromyalgia, krooninen väsymysoireyhtymä tai autoimmuunisairauksia, valittavat energian puutetta. ATP on molekyyli, joka varastoi energiaa elimistöön. Keho tuottaa ja käyttää ATP:tä jatkuvasti. Sen tuottaminen on monimutkainen prosessi, joka ylittää tämän kirjan tavoitteet. On kuitenkin olemassa kaksi kofaktoria, B2-vitamiini (riboflaviini) ja B3-vitamiini (niasiini), joilla on olennainen osa oksidatiivisen fosforylaation nopeuttamisessa ja ATP:n tuotannossa.

Vetyperoksidi on oksidatiivisen fosforylaation sivutuote.[11] Vetyperoksidin tuotanto on kriittinen jodin hapettumisprosessin kannalta. Vetyperoksidi ja TPO auttavat hapettamaan jodidia jodiksi.

Jos jodista on puutetta, mikä on tavallista, kun nautitaan jodin suositeltua jodin päiväannosta, ei jodia ole riittävästi jodilipidien tuottamiseen. Kuten kuviosta 10 voidaan nähdä, jodin puute aiheuttaa δ-jodilaktonin ja muiden jodipitoisten lipidien puutteen sekä johtaa jodidin hapettumisreitin "jarrun" katoamiseen. Tämä voi johtaa siihen, että tilapäisesti tuotetaan liikaa vetyperoksidia. Ylimääräinen vetyperoksidi voi vahingoittaa TPO-entsyymiä.

Kilpirauhasen autoimmuunisairaus

Elimistön reaktio TPO:n vaurioon on tuottaa vasta-aineita TPO:ta vastaan eli anti-TPO vasta-aineita. Hashimoton taudin diagnoosi edellyttää anti-TPO-vasta-aineiden esiintymistä. Koska vaurio pahenee, myös ympäröivät proteiinit, kuten tyreoglobuliini, voivat vaurioitua. Vaurioitunut tyreoglobuliini aiheuttaa sen, että elimistö tuottaa vasta-aineita tyreoglobuliinia vastaan anti-tyreoglobuliinivasta-aineita. Useimmissa Hashimoton tautitapauksissa esiintyy vasta-aineita sekä TPO:ta että tyreoglobuliinia vastaan.

Vaikka myös Gravesin taudissa voi esiintyä näitä samoja vasta-aineita, vasta-aineiden tuotanto ei ole välttämätöntä Gravesin taudin diagnoosin tekemiseen. Kliininen kokemukseni on kuitenkin osoittanut, että sekä Hashimoton että Gravesin taudin hoito voi olla samankaltaista ja johtaa samanlaisiin myönteisiin tuloksiin.

Kilpirauhasen autoimmuuniongelmat

On hyvin tiedossa, että kilpirauhasen autoimmuunihäiriöitä sairastavat potilaat voivat vaihdella oireiltaan kilpirauhasen liikatoimintaoireiden ja kilpirauhasen vajaatoimintaoireiden välillä. Nämä potilaat voivat myös kärsiä kilpirauhasen vajaa- ja liikatoiminnan yhdistelmästä. Kilpirauhasen autoimmuunihäiriöiden kanssa kamppaileville se voi olla sietämätön tilanne.

Kilpirauhasen autoimmuunihäiriöiden varhaisvaiheet

Kuten aiemmin on selitetty, sairauden alkuvaiheessa näyttää olevan liikaa vetyperoksidia vahingoittamassa TPO:ta ja aiheuttamassa oksidatiivisia vaurioita. Sairauden edetessä kilpirauhashormonin tuotanto voi muuttua epävakaaksi. Kilpirauhashormoni on olennainen osa mitokondrioiden tehostamista tuottamaan energiaa eli ATP:tä. Jos mitokondriot eivät tuota riittävästi energiamolekyylejä, aiheutuu väsymystä. Väsymys voi olla hellittämätöntä. Potilaat, joilla on tämäntyyppinen väsymys, eivät voi harrastaa liikuntaa, koska liikunta lisää väsymystä. Samat potilaat valittavat myös aivosumua sekä lihassärkyä ja kipuja.

Kilpirauhasen autoimmuunihäiriöiden myöhäisvaiheet

Kun mitokondriot tuottavat riittävästi energiamolekyylejä, meillä on riittävästi energiaa tehdä mitä haluamme. Kun sairaus on edennyt ja energiatasot ovat laskeneet, järjestelmä saattaa "polttaa itsensä loppuun" liiallisen hapettumisvaurion vuoksi. On melkein kuin oksidatiivinen myrsky olisi hukuttanut koko kehon energiaa tuottavat solut. Nyt mitokondriot eivät tuota ATP:tä (energiaa) terveydelle välttämättömiä määriä. Mitä voit siis tehdä?

Kuten kuvassa 10 on esitetty, jodin antaminen riittävästi jodilipidien (esim. δ-jodilaktonin) tuottamiseksi on alku. Seuraavaksi on tarpeen stimuloida NADPH oksidaasireittiä. Reitti on olennainen osa energiantuotantoa. Miten ATP:n tuotantoa lisätään mitokondrioissa? Tarjoamalla oikeat kofaktorit tähän reittiin ATP:n tuotannon lisäämiseksi. B2- (riboflaviini) ja B3-vitamiinit (niasiini) ovat NADPH oksidaasireitin kofaktoreita ja niiden käyttö nopeuttaa mitokondrioita tuottamaan enemmän energiaa sekä antamaan kilpirauhassoluille riittävästi H_2O_2:ta jodidin hapettamiseen.

Alkuvaiheen hoito sekä varhais- että myöhäisvaiheen kilpirauhasen autoimmuunihäiriöissä on korjata jodin puute. Samanaikaisesti voidaan toteuttaa täydellinen ravitsemusohjelma, johon kuuluu B2- ja B3-vitamiinien käyttö, C-vitamiinia, magnesiumia ja puhdistamatonta suolaa, mitokondrioiden toiminnan, hapetusstressin ja kudosvaurioiden korjaamiseksi, kuten seuraavassa jaksossa kuvataan.

Diagnosoin hoitajallani Angelalla Hashimoton taudin kaksi vuotta sitten. Angelan vaivoina olivat väsymys, keskittymisvaikeudet ja yleinen huonovointisuus. "Olen vasta 23-vuotias, en voi kuvitella, miltä minusta tuntuu, kun olen 50-vuotias", hän sanoi. Angelaa hoidettiin jodilla (50 mg päivässä) ja täydellisellä ravitsemusohjelmalla, johon sisältyi vitamiineja ja kivennäisaineita. Angela tunsi olonsa jonkin verran paremmaksi (noin 30 prosenttia), mutta ei ollut tyytyväinen. Kun hän eräänä päivänä käveli toimistooni, hän näki pullon "ATP Co-Factors®" -valmistetta (www.Optimox.com), joka sisälsi 100mg B2:ta ja 500mg B3. Hän kysyi minulta, mitä varten tämä pullo oli, ja kerroin hänelle, että tästä hoidosta on ollut suuri apu Hashimoton, Graven taudin, fibromyalgian ja kroonisesta väsymyksestä kärsiville potilaille. Hän sanoi: "Minulla on Hashimoton tauti, miksen saa sitä?" En halunnut kertoa hänelle, että unohdin kertoa hänelle, että hänen pitäisi ottaa sitä. Lammasmaisesti kerroin hänelle, että seuraava pullo oli hänelle. Angela otti yhden pillerin (100mg B2 ja 500mg B3) ja tunsi energiansa paranevan kahdessa tunnissa. "Olen ottanut niin monia lisäravinteita ilman, että minulla on vaikutusta, ei positiivista eikä negatiivista. Tämä (ATP Co-Factors) oli suurin. Minusta tuntuu kuin olisin herännyt", hän totesi. Angela jatkaa lisäravinteen käyttöä ja voi edelleen hyvin. Päivitys Angelan tapaukseen: Angela ottaa edelleen B2- ja B3-valmistetta sekä jodia ja voi edelleen hyvin. "Vasta-aineeni ovat hävinneet ja voin paremmin kuin koskaan aiemmin. Tunnen itseni nyt terveeksi", hän sanoi.

Kilpirauhasen autoimmuunihäiriöiden hoito

1. **Nauti riittävästi jodia, jotta sitä riittää lipidien jodioitumiseen.**
Ensimmäinen askel kilpirauhasen autoimmuunihäiriöiden hoidossa on joditilanteen arviointi. Jodipitoisuus voidaan mitata verestä, virtsasta ja/tai syljestä. Tarkistan rutiininomaisesti jokaisen uuden potilaan, joka tulee vastaanotolleni ensisijaisesti mittaamalla virtsan jodipitoisuudet. Joko pistemäinen virtsanäytteenotto tai 24 tunnin rasitustestin suorittaminen. Lisätietoa testauksesta on liitteessä.
Jos joditasot ovat alhaiset, suosittelen ottamaan riittävästi jodia, jotta varmistetaan, että jodia riittää lipidien organifikaatioon (jodiointiin). Kuten aiemmin mainittiin, tätä on mahdoton saavuttaa suositellulla päiväannoksella. Kliininen kokemukseni on osoittanut, että useimmat ihmiset tarvitsevat 12-50 mg/vrk jodin ja jodidin yhdistelmää. Lugolin liuos tai tabletoitu Lugolin liuos ovat molemmat osoittautuneet tehokkaiksi. Lisätietoa jodin ostopaikoista on liitteessä. Suosittelen kuitenkin työskentelemään jodin annostelusta perillä olevan terveydenhuollon ammattilaisen kanssa, jotta jodin annostelusta saataisiin paras mahdollinen tulos.

2. **Ota riittävästi B2- ja B3-vitamiineja stimuloidaksesi NADPH-järjestelmää tuottamaan riittävästi vetyperoksiidia H_2O_2.**
B2- ja B3-vitamiinien määrien on oltava riittäviä, jotta järjestelmän puutteet voidaan voittaa Dr. G. Abrahamin tutkimus on osoittanut, että käyttämällä 100mg B2-vitamiinia (riboflaviinia) ja 500mg B3-vitamiinia. (niasiiniamidi) kahdesti päivässä auttaa stimuloimaan ATP:n tuotantoa ja antamaan riittävästi H_2O_2:ta jodidin hapettamiseen.

3. **Korjaa kilpirauhasen ja mitokondrioiden hapetusstressi antioksidanttien avulla.**
Olen käyttänyt suurempia annoksia C-vitamiinia vastaanotollani jo vuosia erinomaisin tuloksin. Kliininen kokemukseni on osoittanut, että suurempia C-vitamiiniannoksia tarvitaan sairauden pahenemisvaiheessa. Yleensä 3000 - 10 000 mg C-vitamiinia päivässä antaa useimmille potilaille antioksidanttisuojan, joka on tarpeen hapettumisvaurioiden voittamiseksi. Jotkut saattavat tarvita enemmän. Jos sairaus on vakava, suonensisäinen C-vitamiinin antaminen voi olla erittäin hyödyllistä. C-vitamiinin ainoa merkittävä sivuvaikutus on ripuli, joka voidaan helposti korjata pienentämällä annosta.

4. **Varmista riittävä magnesiumpitoisuus**
Tällä hetkellä tutkimukseni on osoittanut, että magnesiumin puute on laajalle levinnyt. Magnesiumtaso voidaan todeta punasolujen magnesiumtestillä. Magnesium toimii antagonistina liiallisia solunsisäisiä kalsiumtasoja vastaan, jotka voivat ruokkia hapettumisreittejä, kuten kuvassa 10 esitetään.

5. **Minimoi elimistön hapetusstressi**
On monia tapoja minimoida hapetusstressiä elimistössä. Kaksi tärkeintä tapaa ovat juoda riittävästi puhdasta vettä ja syödä terveellisesti. Riittävien vesimäärien juominen pitää kehon nesteytettynä. Taulukosta 5 näet, miten voit laskea vedentarpeesi. Lisäksi, syö terveellistä ruokaa, joka antaa elimistöllesi riittävästi ravinteita. Tietoa terveellisestä ruokavaliosta kirjassani *The Guide to Healthy Eating (Opas terveelliseen syömiseen)*.

Riittävän puhdistamattoman suolan saannin varmistaminen elimistössä on myös tärkeää hapetusstressin minimoimiseksi. Lisää tietoa suolasta löytyy kirjastani *Salt Your Way to Health*. Vähennä lopuksi stressiä jokapäiväisessä elämässäsi ja varmista, että saat tarvitsemasi levon.

Taulukko 5: Kuinka laskea vedensaantisi?

1. Ota painosi kiloina
2. Jaa 70:lla
3. Luku on vesimäärä litroina, joka tulisi nauttia päivässä.

Loppuarviointi

Tutkimukseni ja kliininen kokemukseni ovat olleet selkeitä: virallisesti suositeltu jodiannos on riittämätön syövän ehkäisyyn. Itse asiassa uskon, että alentuneet jodipitoisuudet tarjoavat hedelmällisen maaperän syövän alkamiselle monissa erilaisissa hormonaalisesti herkissä kudoksissa, kuten kilpirauhasessa, rinnoissa, munasarjoissa, kohdussa ja eturauhasessa.

Optimaalinen jodilisäys vaihtelee yksilöllisesti, mutta keskimääräiset annokset, joilla saavutetaan parhaat vaikutukset (myös syövän ehkäisy) saavutetaan päiväannoksilla, jotka vaihtelevat 12-50 mg/vrk suurimmalla osalla aikuisia ihmisiä.

Kilpirauhasen autoimmuunihäiriön diagnoosin ei tarvitse merkitä elinikäistä kärsimystä. Itse asiassa tässä luvussa esiteltyjen periaatteiden noudattaminen on osoittautunut tehokkaaksi monille potilailleni auttaessaan heitä voittamaan kilpirauhasen autoimmuunihäiriön.

Kilpirauhasen autoimmuunihäiriö (tai mikä tahansa autoimmuunisairaus) on esimerkki liiallisesta hapetusstressistä elimistössä. Hapetusstressi kehossa on kuin tulipalon palaminen. Voit sammuttaa palon antamalla keholle sen tarvitsemat asiat: riittävä veden saanti, puhdistamaton suola ja terveellinen ruoka, joka on täynnä ravintoaineita. Lopuksi on tärkeää vähentää stressitasoja. Parhaiden tulosten saavuttamiseksi kannattaa löytää terveydenhuollon ammattilainen, joka voi opastaa sinua ja seurata oireitasi. Parhaat tulokset saavutetaan kattavalla kokonaisvaltaisella lähestymistavalla.

[1]Farber, J. Aktivoitujen happilajien aiheuttamien soluvaurioiden mekanismit. Lab. Invest. 62:670-79. 1990

[2]Kohrle, J., et al. Selenium, kilpirauhanen ja hormonitoiminta Endocrine Reviews. 26(7):944-84

[3]Eur. J. of Endocrin. 132. 735-43. 1995

[4]Horm Metab. Res. 26. 465-69. 1994

[5]Rabinovitz, JL. Koiran kilpirauhasen jodattujen lipidien tunnistaminen ydinmagneettiresonanssilla. Biochemand Biophy Res. Com 1976; 68:1161-8.

[6]Bachi, N. Kilpirauhassoluvaurio on alkutapahtuma jodin aiheuttamassa autoimmuunisessa kilpirauhastulehduksessa lihavissa kanakannoissa. Endocrinology. 1995; 136:5054-60

[7]Krawiec, L. PB[125]I muodostumisen estyminen vasikan kilpirauhasessa 14-iodo-15-hydroksi-eikosatrieenihapolla johtuu H_2O_2:n vähentyneestä saatavuudesta. Horm Metab. Res. 1988:20:86-90

[8]Pisarev, MA. Kilpirauhasen autoregulaatio. Roiskeen kasvun ja syklisen AMP:n muodostumisen estäminen rotilla. kilpirauhasen toimintaa arakidonihapon jodijohdannaisilla. J. Endocrin. Invest. 1988; 11:669-74

[9]Abraham, G. Todisteet solujen puutteellisesta hapettumisesta ja jodidin organisoitumisesta naisella, jolla on kilpirauhasen vajaatoiminta, Fibromyalgia ja krooninen väsymys. Original Internist. Kesäkuu 2007.

[10]Abraham, GE, ja Flechas, JD. Fibromyalgian hoito magnesiumin ja jodin käytön perusteet. Journal of Nutr. Med. 1992:3, 49-59

[11]Ohayon, R. Kilpirauhasen NADPH-oksidaasin estäminen 2-jodiheksadekanaalilla soluvapaassa järjestelmässä. Molec. And Cell. Endocr. 1994; 99:133-41

Luku 6: Jodi ja kilpirauhasen autoimmuunisairaudet

Gravesin tauti on autoimmuunisairaus, jossa kilpirauhasen kimppuun hyökkää elimistön vasta-aineiden tuotanto. Tämä aiheuttaa kilpirauhasen tulehduksen ja turvotuksen. Kilpirauhasen liikatoiminta, yliaktiivinen aineenvaihduntatila, on yleinen Gravesin taudissa. Gravesin taudin loppuvaiheessa esiintyy usein kilpirauhasen vajaatoimintaa.

Gravesin tautia esiintyy 0,25-1 %:lla väestöstä, ja diagnosoitujen henkilöiden määrä on kasvussa. Gravesin tauti on yleisempi naisilla, ja se ilmenee yleensä keski-iässä. Perinteisen lääketieteen mukaan Gravesin taudin syytä ei tunneta. Joitakin aiheuttavia tekijöitä on raportoitu ja kirjallisuudessa mainitaan geneettinen alttius, infektiot ja stressi.

Hashimoton tauti on myös autoimmuunisairaus, jossa elimistö tuottaa kilpirauhasen vastaista peroksidaasi vasta-aineita (anti-TPO), jotka aiheuttavat kilpirauhasen tulehduksen. Struuma on yleinen ilmiö Hashimoton taudissa. Hashimoton tautiin voi liittyä sekä kilpirauhasen liikatoimintaa että kilpirauhasen vajaatoimintaa. Usein kilpirauhasen vajaatoiminta on pitkäaikaisen Hashimoton taudin lopputulos. Perinteisen lääketieteen mukaan Hashimoton taudin syytä ei tunneta. Olen kuitenkin tunnistanut kaksi Gravesin taudin ja Hashimoton taudin tärkeintä syytä: jodin puute ja gluteeniyliherkkyys. Lisää näistä syistä myöhemmin.

Hashimoton tauti on yleisempi kuin Gravesin tauti. Kilpirauhasen autoimmuunisairauden esiintyvyydeksi ilmoitetaan yleisesti 0,1-5 prosenttia väestöstä. Hashimoton taudin esiintyvyys on myös nopeassa kasvussa. Uskon kuitenkin, että kilpirauhasen autoimmuunisairauksien esiintyvyys on paljon suurempi kuin ilmoitetut luvut. Viimeisten kahdenkymmenen vuoden aikana olen tarkastanut jokaisen uuden potilaan kilpirauhasen autoimmuunisairauden. Kokemukseni perusteella uskon, että kilpirauhasen autoimmuunitulehduksen esiintyvyys on paljon suurempi, noin 15-20 prosenttia väestöstä. Osa tästä arviosta perustuu siihen, että olen kysynyt muilta lääkäreiltä eri puolilla maata pitämilläni luennoilla heidän kokemuksistaan. Lähes 100 prosenttia näistä lääkäreistä on ilmoittanut, että samanlaisia (tai joskus suurempia) prosenttiosuuksia potilaista on havaittu, jotka kärsivät kilpirauhasen autoimmuunihäiriöistä. Sanomattakin on selvää, että tuntuu kuin kilpirauhasen autoimmuunihäiriöt, erityisesti Hashimoton tauti, lisääntyvät epidemianomaisesti.

Jodivaje lisää kilpirauhasen autoimmuunihäiriöitä

Viimeisten 40 vuoden aikana Hashimoton ja Gravesin taudin yleistyminen korreloi laskevien jodipitoisuuksien kanssa. Uskon, että sekä Hashimoton että Gravesin taudin lisääntyminen lähes epidemian tavoin, johtuu suurelta osin jodin puutteesta.

Yhdysvalloissa hallitus tutkii muutaman vuoden välein vitamiini-, kivennäis- ja myrkkypitoisuuksia, jotka on saatu Yhdysvaltain väestöstä. Se raportoidaan nimellä National Health and Nutrition Examination Survey (NHANES). Vuosina 1970-2012 NHANESin mukaan jodipitoisuudet ovat laskeneet yli 50 prosenttia.[1]

Kannattaa muistaa, että lähes kaikki perinteiset lääkärit ovat väärässä käsityksessä siitä, että jodin lisäys aiheuttaa kilpirauhasen autoimmuunisairauksia. Minulle opetettiin tämä käsite lääketieteellisessä tiedekunnassa ja voin vakuuttaa teille, että sitä opetetaan yhä nykyäänkin. Tutkimukset eivät kuitenkaan tue tätä hypoteesia, sillä viimeisten 40 vuoden aikana jodipitoisuudet ovat laskeneet merkittävästi, kun taas kilpirauhasen autoimmuunisairaudet ovat lisääntyneet huomattavasti.

Tämä käsite, jonka mukaan jodipitoisuuden lasku johtaa kilpirauhasen autoimmuunisairauksien yleistymiseen havainnollistettiin eurooppalaisessa tutkimuksessa. Eurooppalaiset tutkijat raportoivat kilpirauhasen liikatoiminnan esiintyvyydestä kahdella alueella Tanskassa (Aalborg ja Kööpenhamina). Alueet valittiin siksi, että Aalborgissa oli hieman alhaisemmat jodipitoisuudet (53 µg/l mitattuna virtsasta) kuin Kööpenhaminassa (68 µg/l). Tulokset esitetään kuvissa 11 ja 12.

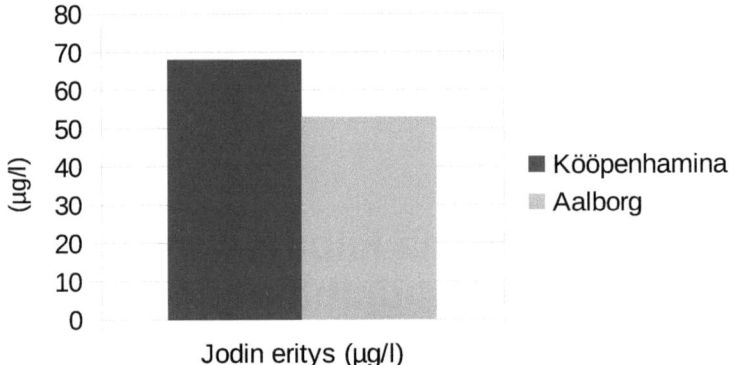

Kuva 11: Jodin eritys kahdella alueella Tanskassa.

Vertailun vuoksi Tanskan tuloksiin voidaan todeta, että keskimääräinen jodin eritys Yhdysvalloissa on 134 µg/l.[2] Yhdysvalloissa lähes 60 %:lla raskausikäisistä naisista on jodin puute ja 16,5 %:lla hedelmällisessä iässä olevista naisista on huomattavan alhainen jodin eritys (alle 50µg/l). [3] [4] Maailman terveysjärjestön WHO:n mukaan jodidin eritys alle 50 µg/l luokitellaan kohtalaiseksi/vaikeaksi jodidin puutteeksi.[5]

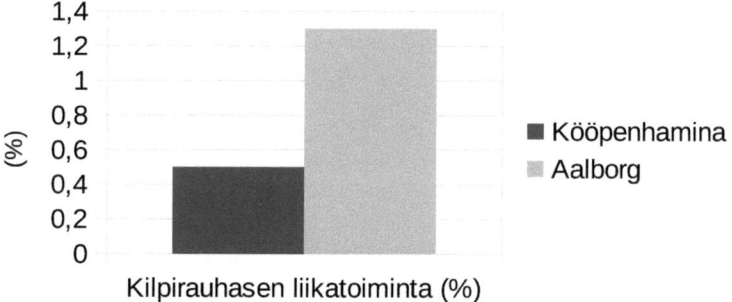

Kilpirauhasen liikatoiminta (%)

Kuva 12: Jodin puutteen suhde kilpirauhasen liikatoimintaan.

Jos jodi aiheuttaisi kilpirauhasen autoimmuuniongelmia, odottaisi kilpirauhasen liikatoiminnan vähenevän jodipitoisuuden laskiessa. Kuten edellä mainitussa eurooppalaisessa tutkimuksessa käy ilmi, näin ei kuitenkaan ole. Tutkimus osoittaa selvästi, että Aalborgin alentuneeseen jodipitoisuuteen liittyy 260 prosenttia korkeampi kilpirauhasen autoimmuuniongelmien (kilpirauhasen liikatoiminta) esiintyvyys verrattuna Kööpenhaminan alueeseen, jossa jodipitoisuus on hieman korkeampi.[6]

Röntgenfluoresenssikuvaus

Jos jodi aiheuttaisi kilpirauhasen autoimmuunihäiriöitä (AIT), olisi kohtuullista odottaa, että koehenkilöt, joilla on korkeampi kilpirauhasen jodipitoisuus, verrattuna ryhmään, jolla on matalampi kilpirauhasen jodipitoisuus, olisi enemmän AIT-tauteja. Tutkimuksissa ei kuitenkaan ole havaittu näin. Koehenkilöillä, joilla oli AIT-sairauksia, oli vähemmän jodia kilpirauhasessaan verrattuna koehenkilöihin, joilla ei ollut AIT häiriöitä.

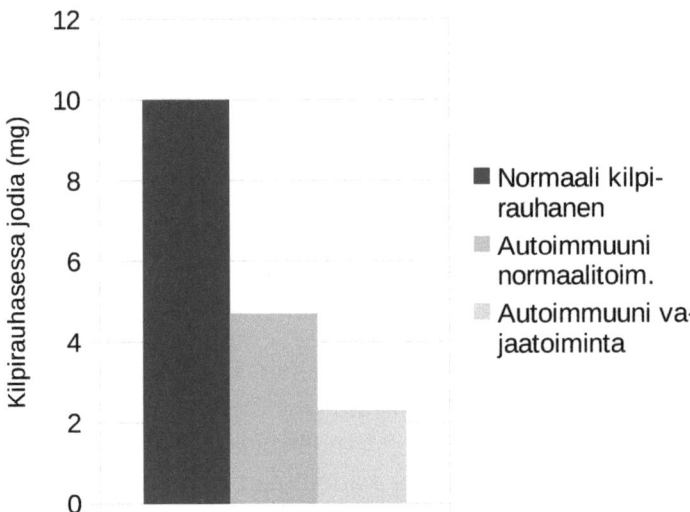

Kuva 13: Kilpirauhasen autoimmuunisairaudet ja jodi

Röntgenfluoresenssikuvaus mittaa kilpirauhasen vakaan jodipitoisuuden. Normaaliväestöstä on raportoitu keskiarvo 10 mg/kilpirauhanen. Viidelläkymmenellä kuudella henkilöllä, joilla oli kilpirauhasen autoimmuunitulehdus ja normaalit kilpirauhasarvot, oli keskimäärin 4,7 mg jodia kilpirauhasessa. Kolmellatoista henkilöllä, joilla oli kilpirauhasen autoimmuunitulehdus ja kilpirauhasen vajaatoiminta oli kilpirauhasessa keskimäärin 2,3 mg jodia. Kuva 13 havainnollistaa tutkimustulosta.[7]

Hoidetaanko kilpirauhasta jodilla?

Kun opiskelin lääketieteellisessä tiedekunnassa, minulle kerrottiin, että kenenkään ei tarvitsisi lisätä jodia. Minulle sanottiin myös että suolassa oli riittävästi jodia. Lisäksi annettiin ymmärtää, että jodilisäys aiheutti kilpirauhasen autoimmuunihäiriöitä, kuten Gravesin ja Hashimoton tautia. Lopuksi minulle opetettiin, että AIT-häiriöistä kärsivien potilaiden on vältettävä kaikkien jodilähteiden nauttimista. Tuossa vaiheessa lääketieteellistä uraani en kyseenalaistanut näitä lausuntoja. Kuitenkin vuosia myöhemmin, kun kyseenalaistin nämä ajatukset, huomasin, että lääketieteellinen kirjallisuus ei tukenut näitä päätelmiä.

Itse asiassa jodin käyttö AIT-häiriöiden, myös Gravesin taudin, hoidossa on ollut käytössä jo vuosisatoja. Ensimmäisen myrkyllisen struuman (aikaisempi termi Gravesin taudille) hoidosta raportoi vuonna 1840 Basedow ja Sokes vuonna 1854.[8][9] Vuonna 1863 tehtiin ensimmäinen kaksoissokkotutkimus.[10] Armand Trousseau hoiti vahingossa Gravesin tautia sairastavaa potilasta jodilla (75-100 mg Lugolin liuosta) digitaliksen sijasta, joka oli paras hoitomuoto tuolloin Gravesin tautiin. Tohtori Trousseau oli yllättynyt, kun hänen potilaansa parani. Kun hän tajusi virheensä, hän lopetti jodihoidon ja jatkoi digitalishoitoa. Potilaan tila huononi. Koska tohtori Trousseau ja potilas eivät kumpikaan tienneet, että potilasta alun perin hoidettiin jodilla, tätä voitaisiin pitää "kaksoissokkotutkimuksena". Tohtori Trousseau kirjoitti: "Lokakuun 1853 aikana vastaanotolle saapui nuori naimisissa oleva nainen. Hän kärsi subakuutista eksoftalmisesta struumasta (eli Gravesin taudista). Huomasin hänen sydämensä lyövän 140-150 kertaa minuutissa. Halusin antaa samalla digitalis-tinktuuraa, mutta minua askarrutti ajatus, että jodin antaminen olisi vaarallista, kirjoitin jodin digitaliksen sijasta, joten potilas otti 15-20 tippaa joditinktuuraa päivässä kahden viikon ajan. Kun hän palasi luokseni, hänen pulssinsa oli vain 90,1. Huomasin virheeni ja vaihdoin joditinktuuran digitalis-tinktuuraan, mutta kun kahden viikon kuluttua pulssi oli taas noussut 150:een, joten palasin heti takaisin jodiin." Pidä mielessä että tohtori Trousseaun jodiannos oli 94-131 mg jodia päivässä.

Vuonna 1923 tohtori Henry Plummer antoi Lugolin jodia ennen leikkausta (130-195 mg) ja leikkauksen jälkeen.(62,5 mg) estääkseen kilpirauhasen myrskyn Gravesin taudin leikkauksen aikana. Hän raportoi, että kuolleisuus väheni "korkeasta" nollaan jodin käytön myötä.[11][12]

On olemassa monia muita vanhempia tutkimusartikkeleita, joissa mainostetaan jodin käytön etuja Gravesin taudin hoidossa.[13]

Kilprauhasen liikatoiminnan hoitona jodi jäi pois suosiosta radioaktiivisen jodin käyttöönoton myötä.

Kilpirauhasen hoito ja radioaktiivinen jodi

Tavanomaisen lähestymistavan mukaan kilpirauhasen autoimmuunisairauksien hoidossa keskitytään ensisijaisesti autoimmuunisairauden oireiden, lähinnä kilpirauhasen liikatoiminnan oireiden, lievittämiseen. Tähän kuuluu kilpirauhasen toimintaa estävien lääkkeiden (esim. propyylitiourasiili, metimatsoli) käyttö, jotka estävät kilpirauhashormonin tuotantoa. Muita tavanomaisia hoitomuotoja ovat leikkaus ja radioaktiivinen jodi. Molemmat näistä toimivat vähentämällä kilpirauhaskudoksen määrää. Kumpikaan näistä hoidoista ei kuitenkaan puutu sairauksien taustalla olevaan aiheuttajaan. Itse asiassa perinteisessä lääketieteessä harvoin etsitään perimmäistä aiheuttavaa tekijää. Jos taustalla olevaa aiheuttavaa tekijää ei etsitä, miten sitten voidaan laatia tehokas hoitosuunnitelma?

Radioaktiivinen jodi on tavanomaisen lääketieteen suosima menetelmä kilpirauhasen autoimmuunioireiden hoitoon.[16] Yhdessä arvostetuimmassa kilpirauhasongelmia käsittelevässä kirjassa radioaktiivinen jodi mainitaan "tehokkaaksi, turvalliseksi ja suhteellisen edulliseksi."[17] Tarkastellaanpa kaikkia kolmea näistä väitteistä.

Onko radioaktiivinen jodi tehokasta?

Jos kilpirauhasen autoimmuunihäiriön hoidon tavoitteena on tuhota kilpirauhanen, niin kyllä, radioaktiivinen jodi on tehokasta. Tiedetään hyvin, että kilpirauhanen ottaa jodia. Käytettäessä radioaktiivista jodia (I^{131}), radioaktiivisuus tuhoaa teorian mukaan ympäröivät solut. Kilpirauhasen autoimmuunisairauksissa radioaktiivisen jodin sitoutuminen kilpirauhaseen johtaa kilpirauhaskudoksen tuhoutumiseen.

Jos kilpirauhasen autoimmuunihäiriöiden syynä on liikaa kilpirauhaskudosta, joka on tuhottava, radioaktiivisen jodin käyttöä voidaan pitää tehokkaana. Liiallinen kilpirauhaskudos ei kuitenkaan ole syy kilpirauhasen autoimmuunihäiriöihin, vaan se on sairauden seuraus.

Radioaktiivista jodia ei ole koskaan pidetty hoitomuotona, joka puuttuisi perimmäiseen syyhyn sairauden taustalla. Radioaktiivinen jodi on ainoastaan lieventävä hoito kilpirauhasen liikatoiminnan oireisiin. Uskon, että on olemassa tehokkaampia tapoja hoitaa kilpirauhasen autoimmuunisairauksia luonnollisilla aineilla, joita käsitellään jäljempänä.

Onko radioaktiivinen jodi turvallista?

Radioaktiivinen jodi ei ainoastaan sitoudu kilpirauhaseen tuhoten kilpirauhassoluja, vaan se sitoutuu myös muihin kehon paikkoihin kilpirauhasen lisäksi. Luvussa 1 todettiin, että jodia esiintyy kaikissa kehon soluissa. Radioaktiivinen jodi keskittyy sinne, missä jodi kertyy kehoon, mukaan lukien naisten rinnat. Rintasyöpä on epidemia, joka seitsemäs nainen sairastuu rintasyöpään. En usko, että pitäisi käyttää hoitoa, joka mahdollisesti lisää määrää.

Tutkijat ovat raportoineet, että kilpirauhassyöpään kuoleminen on 400 prosenttia suurempi radioaktiivisen jodin vuoksi.[18] Lisäksi yhdeksän vuotta kestäneessä tutkimuksessa, johon osallistui 2 793 potilasta, jotka saivat radioaktiivista jodia todettiin:[19]

1. 56 prosentin lisäys kuolleisuuteen

2. 40 % suurempi aivohalvauksen riski

3. 29 % suurempi riski sairastua mihin tahansa syöpään.

Reiluuden nimissä on muitakin artikkeleita, joissa todetaan, että radioaktiivisen jodin aiheuttama sairastumisriski ei ole lisääntynyt hoidon jälkeen. Maalaisjärki kuitenkin vaatii äärimmäistä varovaisuutta radioaktiivisen jodin käytössä.

Minusta tuntuu, että radioaktiivisella jodilla hoitaminen pitäisi olla viimeinen vaihtoehto kilpirauhasen hoito-ohjelmassa.

Onko radioaktiivinen jodi edullista?

Radioaktiivisen jodin hinta on noin 3000 - 5000 dollaria. Radioaktiivinen jodi on kallis toimenpide, joka ei puutu sairauden perimmäiseen syyhyn. On olemassa paljon parempia vaihtoehtoja kuin radioaktiivinen jodi.

Kilpirauhasen sairauden syyn etsintä

Jotta voitaisiin laatia tehokas, turvallinen ja edullinen hoito autoimmuunikilpirauhasongelmiin, on ensin etsittävä sairauden perimmäinen syy. Kuten käsittelin kirjassani *Overcoming Thyroid Disorders. 3. painos*, kilpirauhasen autoimmuunihäiriöiden perimmäinen syy voi olla moninainen. Näitä voivat olla esimerkiksi infektiot, myrkytykset, ruoka-aineallergiat (esim. gluteeniyliherkkyys) ja ravitsemuksen epätasapaino. Uskon, että jodin puute aiheuttaa kilpirauhasen autoimmuuniongelman kehityksen.

Tracy, 40-vuotias, sai Hashimoton taudin diagnoosin kymmenen vuotta sitten poikansa syntymän jälkeen. Hänen TSH-arvonsa nousi 15,1 mIU/l:iin (normaali 0,2-4,7 mIU/l), ja hän tunsi olonsa kurjaksi. "En pystynyt ajattelemaan selvästi. Tuntui kuin aivoni olisivat olleet sumussa. Menin kauppaan enkä tiennyt, miksi olin siellä. Olin myös erittäin väsynyt", hän sanoi. Hänellä oli kilpirauhasen liikatoiminnan ja kilpirauhasen vajaatoiminnan oireita. "Joskus sydämeni alkoi hakata ilman näkyvää syytä. Olin ärtyisä ja alakuloinen. En pystynyt kuntoilemaan, koska oloni oli niin huono", hän sanoi. Tracy sai Synthroid®-valmistetta, mutta olo ei parantunut. Vaikka hänen laboratoriokokeensa paranivat ja hänen TSH-arvonsa muuttui normaaliksi, mikään hänen oireistaan ei parantunut.

Kun aloitin Tracyn hoidon, sain verikokeiden avulla selville, että hän kärsi gluteeniherkkyydestä. Asetin hänet gluteenittomalle ruokavaliolle, joka helpotti monia hänen oireistaan. Hän sai myös ravintolisät monien vitamiinien ja kivennäisaineiden epätasapainon korjaamiseksi. Tracyn kilpirauhaslääkitys vaihdettiin luonnollisempaan kilpirauhaslääkkeeseen, Nature-Throid®:iin, ja hänen vointinsa parani. "Vointini oli paljon parempi. Pystyin ajattelemaan selkeämmin. Mikä tärkeintä, energisyyteni palasi", hän sanoi. Kun tutkin hänen joditasoaan, Tracyllä todettiin olevan selvä jodin puute. Hän käytti jodin ja jodidin yhdistelmää, hänen vointinsa parani entisestään. Tracy sanoi: "Kun aloin ottaa jodia, minun energiani parani. Nukuin paremmin ja näin parempia unia. Aloin nostaa painoja ja rakentaa lihaksia, mitä en ollut pystynyt tekemään pitkään aikaan. En voi uskoa niitä myönteisiä muutoksia, joita olen kokenut jodin avulla." Tracyn joditasot ovat parantuneet jodi/jodidiyhdistelmän käytön myötä ja hän jatkaa käyttöä yhä.

Marlenella, 45-vuotiaalla mainosjohtajalla, todettiin Gravesin tauti vuosi sitten. "Heräsin eräänä aamuna, ja sydämeni hakkasi hyvin nopeasti, ja minusta tuntui kuin olisin nauttinut liikaa kofeiinia", hän sanoi. Marlene meni lääkäriin, joka diagnosoi hänellä Gravesin taudin. "Kysyin häneltä, mikä sen aiheutti, eikä hän osannut vastata minulle. Kun hän kertoi minulle, että hän halusi hoitaa minua radioaktiivisella jodilla, tein hänelle kysymyksiä. En ollut tyytyväinen hänen vastauksiinsa ja aloin tutkia vaihtoehtoja", hän sanoi.

Marlenella diagnosoitiin jodin puute (jodirasituskokeessa jodin erittyminen 24 %, normaaliarvo > 90 %). Hänellä todettiin myös useita ravitsemuksellisia puutoksia ja kohonnut elohopeutaso. Annoin Marlenelle 50 mg jodia (Iodoral®) päivässä sekä vitamiineja ja mineraaleja. Lisäksi otettiin käyttöön elohopean poisto-ohjelma. Lisäksi Marlene paransi ruokavaliotaan, poistamalla puhdistetut hiilihydraatit ja juomalla enemmän vettä. Neljän viikon hoidon jälkeen hän huomasi dramaattista parannusta oireisiinsa. "Olin innoissani. Kaikki kilpirauhasen liikatoiminnan oireet korjaantuivat. Olo alkoi tuntua paljon paremmalta, ja jopa energiatasoni nousi. Ihmiset alkoivat kysyä minulta, mitä tein, sillä heidän mielestään *näytin niin paljon paremmalta"*, hän sanoi. *Marlenen tapaus ei ole ainutlaatuinen. Gravesin tautia voidaan hoitaa tehokkaasti kattavalla kokonaisvaltaisella ohjelmalla.*

Alkuperäinen tutkimukseni 24 potilaan joditilanteesta (ks. luku 2) osoitti, että 92 prosentilla niistä, joilla oli Hashimoton ja Gravesin tauti, oli myös jodin puutos. Lähes jokaisella näistä potilaista oireet paranivat dramaattisesti, kun käytettiin jodi/jodidiyhdistelmää korvaamaan elimistön vaje. Näen harvoin jodin käytöstä johtuvia kielteisiä sivuvaikutuksia, ja sivuvaikutukset korjaantuvat helposti annostusta säätämällä. Muistakaa, että käytän jodia osana kokonaisvaltaista hoitoa joka sisältää puhdistamatonta suolaa.

Kuten aiemmin mainittiin, epäorgaanista ei-radioaktiivista jodia (kuten Lugolin tai tablettimuotoinen Lugolin jodi), on käytetty kilpirauhasen autoimmuuniongelmien hoitoon jo yli 100 vuoden ajan. Kirjallisuudessa on lukuisia raportteja, joissa mainitaan jodin hyödyllisistä vaikutuksista. Jodin on itse asiassa osoitettu vähentävän liikakasvua ja jodin on todettu vähentävän Gravesin taudille ominaista hypervaskulariteettia.[20] Kilpirauhasen liikatoiminnassa milligrammaisia annoksia jodia/jodidia käytettiin tehokkaasti ennen kilpirauhasleikkausta kilpirauhashormonipitoisuuksien alentamiseksi veressä ja estämään kilpirauhasen myrsky, joka on kilpirauhasleikkauksen komplikaatio.

On olemassa huoli siitä, että jodin käyttö kilpirauhasen autoimmuunipotilaalla voi pahentaa kilpirauhasmyrkytyksen oireita. Joskus tämä väite esitetään silloin, kun TSH (kilpirauhasta stimuloiva hormoni) testi nousee lyhyessä ajassa jodihoidon aloittamisen jälkeen. Kuten aiemmin mainittiin, jodihoidon aloittamisen jälkeen jodipuutteisen potilaan TSH-arvon odotetaan kohoavan. Miten voin tehdä tämän väitteen? Kilpirauhasen biokemian ja fysiologian ymmärtäminen antaa mahdollisuuden tehdä tämä väite. TSH:n laboratorioviitealue on 0,4-4,5 mIU/l. Kohonnut TSH-arvo alueella 5-20mIU/l, kun kilpirauhashormonit T4 ja T3 ovat normaalit ja lääkärintarkastus sekä anamneesi ovat normaalit, ei viittaa kilpirauhasen vajaatoimintaan. Pikemminkin se on normaali ja odotettavissa oleva elimistön reaktio jodilisään. Suurimmalla osalla potilaista TSH-taso voi pysyä koholla kolmesta kuuteen kuukautta, ennen kuin se laskee viitealueelle. TSH:n aleneminen osoittaa, että elimistön jodivarastot ovat kasvamassa. Lisätietoja tästä mekanismista on seuraavassa luvussa.

Loppuarviointi

Uskon, että kaikkien kilpirauhasongelmista kärsivien henkilöiden jodipitoisuus tulisi tarkistaa. Jos joditasot eivät ole optimaaliset, on aloitettava jodin täydennys oikeanlaisella jodilla. Kuitenkin, on tärkeää varmistaa, ettei potilaalla ole itsenäisesti toimivaa kilpirauhaskyhmyä. Onneksi tämä tila on harvinainen.

Kokemukseni on selvästi osoittanut, että suurimmalla osalla potilaista asianmukainen jodin käyttö kilpirauhashäiriöiden hoidossa vajaatoiminnasta Gravesin ja Hashimoton tautiin, ei ole ainoastaan turvallista, vaan myös tehokasta ja edullista. Tämä on kokonaisvaltainen tapa etsiä ja hoitaa kilpirauhasen perimmäistä syytä turvallisella ja luonnollisella aineella. Mutta, mikä tärkeintä, ihmisten tila paranee ilman vakavia haittavaikutuksia.

Kliininen kokemukseni on osoittanut, että kun jodia lisätään kilpirauhasen vajaatoimintaa sairastavalle, saattaa olla tarpeen muuttaa kilpirauhasen annostusta. Noin kolmasosa hoidettavista potilaista, joita hoidetaan kilpirauhasen vajaatoiminnan vuoksi, joutuu pienentämään kilpirauhashormoniannostaan, kun jodipuutostila on korjattu. Loput kaksi kolmasosaa kilpirauhashormonia käyttävistä ihmisistä voi yleensä säilyttää annoksensa. Myös Gravesin tautia ja Hashimoton tautia sairastavat potilaat saattavat joutua säätämään kilpirauhaslääkitystään.

Jodin täydentäminen ei ole ainoa kilpirauhassairauden hoito. Ravintolisät, myrkkyjen poisto, riittävä veden juominen ja ruokavaliomuutokset voivat myös parantaa näitä oireita. Jos haluat lisätietoja kattavasta kokonaisvaltaisesta suunnitelmasta kilpirauhasen sairauksien hoitamiseksi, viittaan kirjaani *Overcoming Thyroid Disorders. 3. painos*

[1]Second National Report on Biochemical Indicators of Diet and Nutrition in the U.S. Population. http://www.cdc.gov/nutritionreport/pdf/Nutrition Book complete508 final.pdf#zoom=100 7.4.13

[2]Thyroid. Vol. 23. N. 8. 2013. DOI: 10.1089/thy.2013.0012.

[3]Thyroid. Vol. 21 N. 4. 2011

[4]Hollowed et al., J Clin Endocrinol Metab 83:3401-3408, 1998.

[5]WHO. Jodin puutostilojen arviointi ja niiden poistamisen seuranta, 2. painos. 2001.

[6]Eur. J. Endocr. 2000. Oct; 143(4):485-91.

[7]Okerland, M. Fluoresenssiheräteanalyysin lääketiet. sovellukset.1979

[8]Wsrchr Ges Heilk. 1840; 6; 197

[9]Sydämen ja aortan sairaudet. Hodges ja Smith, Bublin. 1854; 278

[10]Trousseau, A. Luentoja kliinisestä lääketieteestä. Vol. 1. Luento XI. Graves' Disease. London. 1868; 587

[11]Med Cl North America, 1925; 8:1145-1151.

[12]J Iowa Med Soc, 1924; 14:65.

[13]M. Rec. 1921; 99:996-999.

[14]Arch. Int. Med. 1924:34:355-364

[15]Arch. Int. Med. 1930; 45; 481-502

[16]Solomon, B. Gravesin taudin hoidon nykysuuntaukset. J. Clin. Endocrn. Metab. 1990:70:1518

[17]Cooper, D. Teoksessa Werner and Ingbar's The Thyroid. 2000. Lippincott, Williams and Wilkins.

[18]J. Insur. Med. 2001; 33(2): 138-42

[19]Metso, S. J. of Clin. Endocrin. And Metab. 92(6):2190-2196. 2007

[20]Aceves, C. Onko jodi maitorauhasen eheyden portinvartija? J. of mammary gland biol. neoplasia. \bl. 10, No2. Huhtikuu 2005

Luku 7: Seleenin ja jodin yhteys

Seleeni on terveydelle välttämätön hivenaine. Sitä ei voida valmistaa kehossamme. Siksi seleeniä on saatava ravinnostamme tai lisäravinteena. Riittävät seleenipitoisuudet ovat välttämättömiä kilpirauhasen toiminnan ja jodiaineenvaihdunnan säätelyyn. Pienet (mikrogrammaiset) seleenimäärät ovat tarpeen optimaalisten tasojen ylläpitämiseksi.

Mistä elintarvikkeista saa seleeniä?

Kasviperäiset elintarvikkeet ovat maailman tärkein seleenin ravinnonlähde. Kasvin seleenipitoisuus riippuu seleenin määrästä maaperässä, jossa kasvit kasvavat. Seleeniä löytyy myös lihasta ja merenelävistä. Myös pähkinät voivat sisältää seleeniä, ja eniten sitä on parapähkinöissä (544µg/unssi). Yhdysvalloissa liha ja leivät ovat yleisiä seleenin lähteitä.[1] Seleenin pitoisuus tavallisissa elintarvikkeissa on taulukossa 6.

Taulukko 6: Yleisten elintarvikkeiden seleenipitoisuus.

Elintarvike	µg	%
Parapähkinä 28g	544	780
Tonnikala 85g	63	95
Naudanliha 100g	35	50
Turska 85g	32	45
Kalkkuna 100g	32	45
Täysjyväleipä 1 viipale	10	15
Rikastettu leipä valkoinen 1 viipale	4	6

Suositeltu päiväannos seleenille

Aikuisten seleenin suositeltu päiväannos on 55 µg/vrk, mikä perustuu seleenin määrään, joka tarvitaan antioksidanttisen entsyymin, glutationiperoksidaasin aktiivisuuden maksimointiin.[2] [3]

Seleenin puute

Yhdysvalloissa on arvioitu, että useimmat aikuiset käyttävät noin 100 µg seleeniä päivässä, mikä on enemmän kuin riittävä määrä seleeniä.[4] Vaikka seleenin saanti saattaa vaikuttaa riittävältä glutationiperoksidaasiaktiivisuuden ylläpitämiseksi, ei suositellussa päiväannoksessa oteta huomioon myrkkykuormitusta, joka saattaa vaikuttaa glutationin aktiivisuuteen elimistössä. Mitä enemmän elimistöön on tullut myrkyllisiä aineita, kuten torjunta-aineita, elohopeaa, klooria ja bromia, sitä enemmän glutationiperoksidaasia tarvitaan auttamaan näiden myrkkyjen poistamisessa. Seleenin puute voi rajoittaa elimistön glutationin tuotantoa.

Tutkimuksissa on havaittu seleenin puutetta henkilöillä, joilla on ruoansulatuskanavan sairauksia, kuten Crohnin tautia sairastavilla tai niillä, joilta on kirurgisesti poistettu osa suolistosta tai mahalaukusta.[5] [6] [7] Seleenin puute on yhdistetty lisääntyneeseen riskiin sairastua seuraaviin sairauksiin:

- keuhko-, paksu- ja peräsuolen sekä eturauhassyövän aiheuttama kuolema[8 9 10 11]
- Niveltulehdus[12 13]
- Sydänsairaudet ja kardiomyopatia[14]
- HIV-taudin eteneminen

Edellä mainittuja sairauksia aiheuttavan seleenin puutteen tarkkaa mekanismia ei ole selvitetty. Yksi hypoteesi on, että seleeni toimii antioksidanttina (osittain glutationiperoksidaasin kautta) ja voi torjua eri sairauksien aiheuttamia hapetusvaurioita.

Seleenin myrkyllisyys

Seleenillä on kapea turvallisuusmarginaali. Toisin kuin C-vitamiinilla, jonka suuret annokset ovat harvoin haitallisia, suuremmat seleeniannokset voivat aiheuttaa haittavaikutuksia. Selenoosi on tila, jossa veren seleenipitoisuus on korkea (>100µg/dl). Selenoosin oireita ovat: hiustenlähtö, väsymys, ärtyneisyys, valkosipulinhajuinen hengitys ja lievät hermovauriot.[15] Kansallisen tiedeakatemian lääketieteellinen instituutti on asettanut seleenin saannin ylärajan 400 µg/vrk aikuisille selenoosin riskin ehkäisemiseksi.[16] Yli 20 vuoden ravitsemuslääketieteen kokemukseeni perustuen pidän 100-400µg/vrk seleenin saantia turvallisena. Nämä annokset eivät ole aiheuttaneet selenoosia yhdellekään potilaalle.

Seleeni ja jodi

Seleeni on välttämätön osa ainakin 11 elimistön entsyymissä. Ilman seleeniä nämä entsyymit eivät toimisi. Itse elämä ei ole mahdollista ilman seleeniä ja seleenientsyymejä. Tässä luvussa keskitytään kahteen seleenientsyymiin: glutationiperoksidaasiin ja jodityroniinidejodinaasiin.

Glutationiperoksidaasi

Tunnetaan neljä glutationiperoksidaasientsyymiä, joista kullakin on antioksidanttisia ominaisuuksia ja ne suojaavat elimistöä hapettumisvaurioilta. Jodidin hapettuminen 5. luku:

$$\text{Jodidi} \xrightarrow{\text{Hapettuminen } (H_2O_2 + TPO)} \text{Jodi}$$

Hapetusreaktio katalysoidaan H_2O_2:n ja tyroperoksidaasin (TPO) vuorovaikutuksella. Lisäksi todettiin, että liian suuri vetyperoksidimäärä voi vahingoittaa TPO:ta ja aiheuttaa Hashimoton taudin. Yksi tätä reaktiota kontrolloivista aineista on glutationiperoksidaasi-entsyymi. Glutationiperoksidaasi voi reagoida H_2O_2:n kanssa pelkistäen vetyperoksidia vedeksi. Kuva 14 havainnollistaa tätä periaatetta.

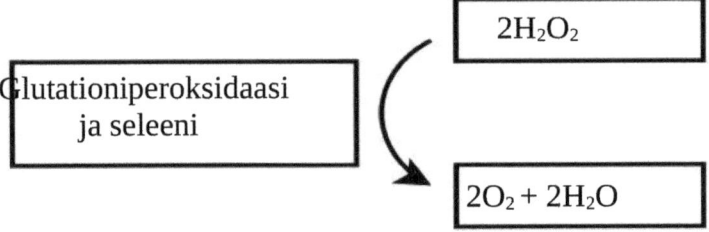

Kuva 14: Glutationiperoksidaasi

Jos seleeniä ei ole riittävästi saatavilla, niin glutationiperoksidaasia ei ole riittävästi pelkistämään ja neutraloimaan ylimääräistä vetyperoksidia H_2O_2. Ylimääräinen vetyperoksidi voi aiheuttaa oksidatiivisia vaurioita TPO:lle ja käynnistää kilpirauhasen autoimmuunitulehduksen. Eläinkokeet ovat olleet tämän mallin mukaisia.[17]

Jodityroniinidejodinaasi

Jodityroniinidejodinaasit ovat entsyymejä, jotka ovat vastuussa kilpirauhashormonin aktivoinnista ja deaktivoinnista. Ne toimivat poistamalla jodimolekyylin. Esimerkiksi kilpirauhanen vapauttaa suuren määrän inaktiivista kilpirauhashormoni T4 muotoa verenkiertoon. Inaktiivinen T4 on muunnettava kilpirauhashormonin aktiiviseksi muodoksi T3:ksi. Jodityroniinidejodinaasi, seleeniä sisältävä entsyymi, vastaa tästä muuntamisesta, kuten kuvassa 15 esitetään. Seleenin puutteen on osoitettu vähentävän dejodinaasiproteiinia ja sen aktiivisuutta.[18]

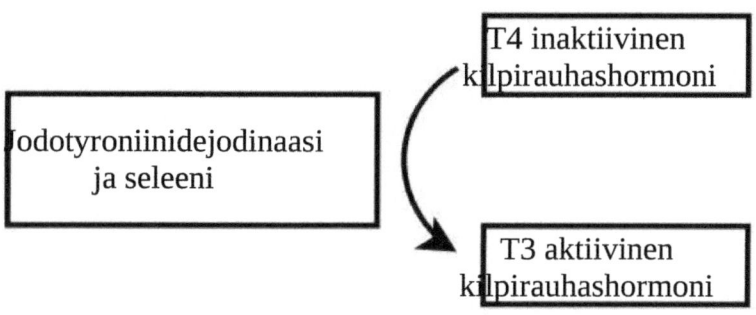

Kuva 15: Jodityroniinidejodinaasi.

Miten paljon seleeniä?

Seleenipitoisuus voidaan tarkistaa hiuksista, seerumista tai kynsien leikkeistä. Olen havainnut hiusten seleenitasot erittäin luotettaviksi. Parhaiden tulosten saavuttamiseksi suosittelen työskentelemään terveydenhuollon ammattilaisen kanssa, joka tuntee luonnonmukaiset hoitomuodot. Seleenin lisääminen 100-200 µg/vrk:n annoksina on osoittautunut turvalliseksi ja tehokkaaksi seleenipuutosten korjaamisessa.

Loppupäätelmät

Seleeni on erittäin tärkeä hivenaine. Riittävä seleenitaso on välttämätön ylläpitämään kilpirauhasen optimaalista toimintaa. Jos seleenin puute aiheuttaa riittämättömän glutationiperoksidaasin tuotannon, voi se luoda pohjan kilpirauhasen autoimmuunihäiriöiden alkamiselle, sillä kilpirauhanen voi vaurioitua vetyperoksidista H_2O_2. Riittävät seleenipitoisuudet voivat varmistaa optimaalisen glutationiperoksidaasin tuotannon ja auttavat suojaamaan kilpirauhasta hapettumisvaurioilta.

Seleeni on myös tärkeä kilpirauhashormonin aktivoimiseksi (jodityroniinidejodinaasin kautta, kuva 15). Olen hoitanut monia potilaita, joilla kilpirauhasen vajaatoiminnan oireet ovat hävinneet, kun taustalla oleva ravitsemuksellinen puute, kuten seleeni, on korjattu.

Jos jodihoidolla on sivuvaikutuksia, ehdotan, että seleenin puutetta tarkastellaan mahdollisena syynä. Jos seleenipitoisuutesi ovat alhaiset, seleenin lisääminen voi korjata ongelman.

[1]NIH Office of Dietary Supplements, www.nih.gov/factsheets/seleniumasp . 8.19.07

[2]NIH

[3]Food and Nutrition Board, Institute of Medicine. C-vitamiinin ja E-vitamiinin ravitsemuksellinen viiteannos, Seleeni ja karotenoidit. Washington D.C.: National Academy Press; 2000:284-324.

[4]Bialostosky K, Wright JD, Kennedy-Stephenson J, McDowell M, Johnson CL. Ravinnon kautta saatava makroravintoaineiden, mikroravintoaineiden ja muiden ravintoaineiden saanti: Yhdysvallat 1988-94. Vital Heath Stat. 11(245) ed: National Center for Health Statistics, 2002.

[5]Kuroki, F. Seleeni vähenee Crohnin taudissa enteraalisessa ravitsemuksessa. Dig. Dise. 2003; 21:266-70

[6]Bjerre, B. Hyposelemia: Potilaat, joilla on ruoansulatuskanavan sairaus, ovat vaarassa. J. Intern. Med. 1989; 225; 85-8

[7]NIH Office of Dietary Supplements. IBID. Käytetty 8.19.07

[8]Russo, MW. Plasman seleenipitoisuudet ja paksusuolen adenoomien riski. Nutt. Cancer. 1997; 28125-9

[9]Knekt, P. Onko alhainen seleenitilanne keuhkosyövän riskitekijä. Am J. Epidem 1998; 148:975-82.

[10]Fleet, JC. Ruokavalion seleenitäydennys voi vähentää syövän esiintyvyyttä korkean riskin ihmisillä, jotka asuvat alueilla, joilla maaperän seleenipitoisuus on alhainen Nutt. Rev. 1997:55:277-9

[11]Garland, M. Prospektiivinen tutkimus naisten varpaankynsien seleenipitoisuuksista ja syövästä. J. Nat'l Cancer Inst. 1995:87: 497-505.

[12]Stone J, Doube A, Dudson D, Wallace J. Riittämätön kalsiumin, foolihapon, E-vitamiinin, sinkin ja seleenin saanti nivelreumapotilailla: Ruokavaliotutkimuksen tulokset. Semin Arthritis Rheum 1997; 27:180-5.

[13]Kose K, Dogan P, Kardas Y, Saraymen R. Plasman seleenipitoisuudet nivelreumassa. Biol Trace ElemRes 1996; 53:51-6.

[14]Gey KF. E-vitamiinit ja C-vitamiini sekä optimaalisen terveyden edellyttämät yhteisravinteet. Kriittinen ja rakentava katsaus sydän- ja verisuonitauteja sekä terveysvaikutuksia koskeviin epidemiologisiin ja lisäravinteita koskeviin tietoihin. syöpä. Biofactors 1998; 7:113-74.

[15]Godlhaber, SB. Hivenaineiden riskinarviointi: Essentiality vs. Toxicity. Reg. Toxic. And Pharm. 2003; 38; 232-42

[16]NIH Office of Dietary Supplements. IBID. Käytetty 8.19.07

[17]Hotz, C. Ruokavalion jodi ja seleeni vaikuttavat vuorovaikutuksessa rottien kilpirauhashormoniaineenvaihduntaan. J. of Nutr. Vol. 127, No. 6. June 1997 s. 1214-1218

[18]Huang, K. Na-seleniitin imeytyminen rotan aivoihin. Uusien glutationiperoksidaasien lokalisaatio rotassa. Aivoissa. Biol. Trace. Elem. Res. 46: 91

Luku 8: Jodi, rintasyöpä ja fibrokystinen rintasairaus

Joanilla, 60-vuotiaalla englanninopettajalla, todettiin rintasyöpä vuonna 1989. Hän kieltäytyi tavanomaisesta hoidosta ja etsi muita vaihtoehtoja. Hän löysi kokonaisvaltaisen lääkärin, joka suositteli, että hän ottaisi 2 mg jodia päivässä vitamiini- ja kivennäisainevalmisteiden lisäksi. Hänellä todettiin myös kilpirauhasen vajaatoiminta, mitä hoidettiin kilpirauhashormonilla. Seuraavien kymmenen vuoden ajan hän tunsi olonsa hyväksi ja jatkoi opettamista. Kasvain muodosti etäpesäkkeitä vuoden 2005 alussa. Myös Joanin kasvainmarkkerit nousivat ja hän tunsi itsensä hyvin väsyneeksi. Hän laihtui 25 kiloa heinäkuuhun 2005 mennessä. "Minusta tuntui kuin olisin kuolemassa", hän sanoi.

Luettuaan tohtori Abrahamin jodia koskevista tutkimuksista hän löysi lääkärin, joka määräsi hänelle jodia. Hän lisäsi jodiannosta 2 mg:sta päivässä 50-62,5 mg:aan päivässä käyttäen Lugolin (Iodoral®) tabletteja. Kun hän lisäsi jodia, hän pystyi lopettamaan kilpirauhashormonin käytön. Kuuden viikon kuluttua korkean jodiannoksen aloittamisesta Joanille tehtiin PET-kuvaus. PET-kuvaus osoitti, että kaikki olemassa olevat kasvaimet olivat hajoamassa. Kasvainten keskialueet olivat hajoamassa jo 42 päivän kuluttua siitä, kun hän oli alkanut ottaa suurempaa jodiannosta. "Olen niin kiitollinen tästä tiedosta, sillä se varmasti pelastaa henkeni," Joan sanoi.

Joanin tapaus ei ole ainutlaatuinen. Jodi voi saada kasvaimet kutistumaan ja kuolemaan keskeltä. Olen havainnut samanlaisia tuloksia kilpirauhasen, munasarjojen ja kohdun kyhmyjen ja kystien kohdalla sen jälkeen, kun olen ottanut käyttöön oikean jodiannoksen lisäravinteena.

Tässä luvussa tarkastellaan jodin puutteen ja rintojen sairauksien välistä yhteyttä, mukaan lukien fibrokystinen rintasairaus, rintasyöpä sekä muut syövät. Yli 60 vuoden ajan on tiedetty, että jodi kerääntyy rintarauhasiin ja erittyy niistä. Rinnat ovat yksi elimistön tärkeimpiä jodin varastointi- ja käyttöpaikkoja. Riittävä jodipitoisuus on välttämätön, rintojen normaalin rakenteen kehitykselle ja säilymiselle. Imettävien rintojen maito sisältää neljä kertaa enemmän jodia, kuin mitä kilpirauhanen ottaa päivässä.[1]

Eläinkokeet ovat osoittaneet vakuuttavasti, että jodin puutos voi muuttaa rintojen rakennetta ja toimintaa. Omien tutkimusteni perusteella olen samaa mieltä useiden tutkijoiden kanssa siitä, että jodin puute on rintasyövän ja fibrokystisen rintasairauden aiheuttaja. Uskon, että on välttämätöntä, että naisten jodipitoisuus testataan ja jodin puutteeseen annetaan jodia lisäravinteena.

Rinnat ovat yksi elimistön tärkeimmistä jodin varastointipaikoista. Jodin puutteessa kilpirauhanen ja rinnat kilpailevat siitä vähäisestä jodista, joka on saatavilla. Siksi kilpirauhanen ja rinnat jäävät jodin puutteeseen ja se voi luoda pohjan sellaisille sairauksille kuin struuma, kilpirauhasen vajaatoiminta, kilpirauhasen autoimmuunisairaudet ja rintasairaudet, kuten syöpä ja kystinen rintasairaus. Lisäksi muut rauhaskudokset, kuten munasarjat, jotka sisältävät toiseksi eniten jodia elimistössä, ovat myös jodin puutteessa.

Jodi estää syöpää

Jodilla on monia syöpää estäviä ja parantavia ominaisuuksia. Syöpäsoluilla, toisin kuin normaaleilla soluilla, ei ole normaalia elinkaarta; ne vain jakautuvat yhä uudelleen ja uudelleen. Normaaleilla soluilla on elinkaari ja kun ne lopulta kuolevat, ne korvataan uudella solulla. Tätä ajoitettua solukuolemaa kutsutaan apoptoosiksi. Jodin on osoitettu aiheuttavan apoptoosia (solukuolemaa) rinta- ja kilpirauhassyöpäsoluissa. Tämä apoptoottinen vaikutus kumoutuu, jos annetaan goitrogeenia.[2] Lisää apoptoosista on luvussa 5 .

Miten jodi saa aikaan tämän apoptoottisen vaikutuksen? Yksi mekanismi voi olla lipidien jodioituminen. Lipidit ovat rasvoja, jotka muodostavat solukalvot kaikkialla kehossamme. Jodi voi liittyä lipideihin (rasvoihin) solun sisällä. Näitä aineita kutsutaan jodilipidiksi. Kun jodi on sitoutunut lipideihin, se auttaa vakauttamaan niitä ja auttaa myös kutakin solua ylläpitämään normaalia elinkaarta (Luvussa 5 on lisätietoja jodilipideistä).

Jodin on osoitettu olevan voimakas antioksidantti, joka on jopa tehokkaampi kuin E-vitamiini, fosfatidyylikoliini ja C-vitamiini.[3] [4] [5] C-vitamiinin tavoin jodi voi toimia sekä antioksidanttina että hapettimena elimistössä. Tämä kaksoisvaikutus tekee siitä voimakkaasti syöpää ehkäisevän aineen. Yksi parhaista terveyden merkeistä on antioksidanttien ja hapettimien välinen tasapaino. Jodin ja C-vitamiinin kaltaiset aineet voivat auttaa ylläpitämään tasapainoa ja siksi ne ovat eräitä tehokkaimpia tunnettuja syöpää vastustavia aineita.

Deloresilla, aktiivisella 73-vuotiaalla naisella, todettiin rintasyöpä vuonna 2003. Hän kieltäytyi tavanomaisesta hoidosta ja halusi vaihtoehtoisen hoidon. "Miksi saisin kemoterapiaa ja sädehoitoa, kun lääkärit kertoivat minulle, etteivät nämä hoidot välttämättä auta? He eivät voineet antaa minulle hyvää tilastoa siitä, että nämä hoidot pidentäisivät elämääni. Kun pyysin heitä auttamaan minua löytämään tämän sairauden syyn, heillä oli vain tyhjä katse silmissään. Kun luin jodin ja rintasyövän välisestä suhteesta ja kysyin asiasta lääkäriltäni, hän sanoi: "Suolassa on riittävästi jodia." Kun näin Deloresin, mittasin hänen jodi- ja bromidipitoisuutensa osana tutkimusta, jota olin tekemässä rintasyöpäpotilaista. Hänen tuloksistaan on yhteenveto alla.

Delores: Jodidin ja bromidin erittyminen virtsaan ennen ja jälkeen jodilisäravinteen käyttöä.

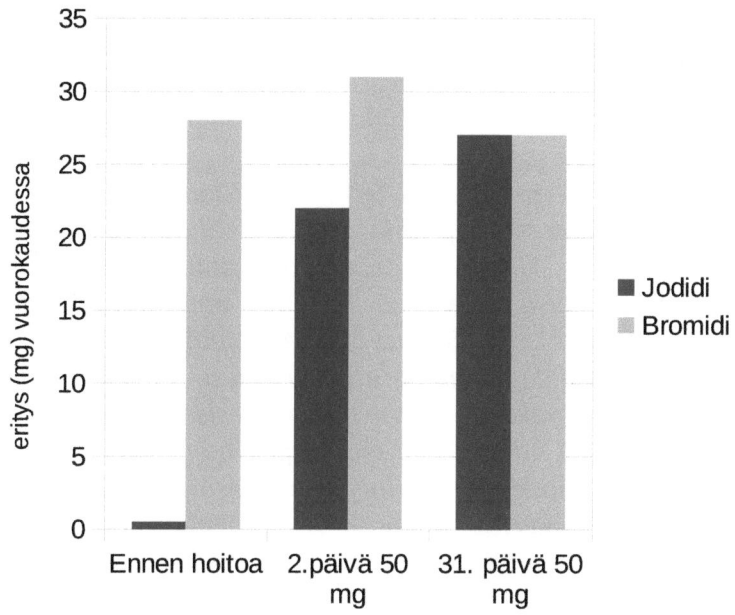

Deloresin ensimmäiset tulokset osoittavat, että hän eritti suuria määriä myrkyllistä halogeenia bromidia samaan aikaan, kun hänen elimistönsä oli hyvin puutteellinen jodin suhteen. Kun hän oli ottanut 50 mg jodia/jodidia (Iodoral®), hänen bromidin erittymisensä lisääntyi ja se oli edelleen koholla 30 päivän jodin käytön jälkeen. Samaan aikaan, kun hänen kehonsa imi jodia, se myös eritti myrkyllistä halogeenia, bromia. Deloresia hoidettiin kokonaisvaltaisella hoito-ohjelmalla, joka sisälsi vitamiineja, mineraaleja, lääkkeitä, bioidenttisiä hormoneja sekä muita luonnollisia aineita, joilla tuettiin hänen puhdistautumistaan myrkyistä. Kokonaisvaltaiseen hoitoon kuului kelttiläisen merisuolan® ja jodin käyttö. Suolaa ja jodia hyödynnettiin auttamaan elimistöä poistamaan myrkyllistä bromidia. Kolmen kuukauden kuluttua tämän ohjelman noudattamisesta Delores tunsi olonsa huomattavasti paremmaksi. "Energiatasoni oli niin paljon parempi. Pystyn nyt tekemään kymmenen kertaa enemmän kuin ennen", hän sanoi.

Delores kävi uusintaultraäänitutkimuksessa 18 kuukautta jodipohjaisen hoidon aloittamisen jälkeen, ja radiologi raportoi *ultraäänitutkimuksesta: "Näyttäisi siis siltä, että nämä pahanlaatuiset kasvaimet ovat pienentynyt huomattavasti. Rintasyöpä näyttää huomattavasti pienentyneeltä edelliseen ultraäänitutkimukseen verrattuna. Väliaikaisparannus on ehdottomasti nähtävissä. "*

Päivitys Deloresin tilasta: Siitä on nyt kulunut lähes kaksi vuotta, ja Delores on ottanut jodia sekä kuvattuja ravinnehoitoja. Delores kävi juuri seurantamammografiassa ja ultraäänitutkimuksessa, joissa ei havaittu mitään poikkeavaa. Röntgenlääkäri piti molempia normaaleina, ja hänelle suositeltiin vuosittaista mammografiaseulontaa.

Uusi 5. painoksen päivitys Deloresista: Delores voi edelleen hyvin, eikä hänellä ole merkkejä rintasyövästä. Tapaan hänet kahdesti vuodessa rutiiniseurannassa. Viimeisimmällä käynnillämme hän kertoi voivansa hyvin. "Olen iloinen, että noudatin luonnollista ohjelmaa. Kuka tietää, mitä kaikki ne myrkyt olisivat tehneet minulle", hän sanoi.

Jodin puutteen ja rintasyövän välisestä yhteydestä on runsaasti tutkimustietoa. Meidän pitäisi etsiä syövän perimmäisiä syitä ja laatia hoito-ohjelma, joka on räätälöity puuttumaan perimmäisiin syihin. "Sota" rintasyöpää vastaan alkoi 35 vuotta sitten. Edistys rintasyövän hoidossa kemoterapian, leikkauksen ja sädehoidon avulla on ollut surkea. Rintasyövän uhrien eloonjäämisluvut ovat pysyneet lähes ennallaan viimeisten 70 vuoden ajan, vaikka käytössä on ollut mammografioita, leikkauksia, kemoterapiaa ja sädehoitoa.

Jodin puute sekä muut myrkyllisyydet (erityisesti myrkylliset halogeenit bromi ja fluoridi) olisi tutkittava. Ehkä jodin puutteen korjaaminen on puuttuva palapelin pala rintasyövän arvoituksen ratkaisemiseksi. Deloresin tulokset ovat toistuneet kerta toisensa jälkeen vastaanotollani. Uskon, että kaikkien naisten joditilanne on arvioitava ennen kuin he saavuttavat rintasyöpävaiheen.

Estrogeenit ja jodi

Tässä jaksossa käsitellään jodin ja estrogeenien välistä suhdetta. Estrogeenit ovat steroidihormoneja, jota tuottavat ja erittävät sekä miehet että naiset. Miehillä suurin osa estrogeenista tuotetaan lisämunuaisissa, rasvakudoksessa ja maksassa. Estrogeenin määrä on miehillä kymmenen kertaa pienempi kuin naisilla.

Naisilla estrogeenit säätelevät naisen seksuaalista kehitystä ja edistävät muun muassa naisen sukupuolielinten, kuten munasarjojen, kohdun ja rintojen kasvua ja toimintaa. Munasarjat tuottavat suurimman osan naisten estrogeenista, ja pienempiä määriä tuotetaan lisämunuaisissa ja rasvakudoksessa.

Estrogeenin eri muodot

Naisen elimistössä tuotetaan kolmea pääasiallista estrogeenityyppiä: estronia (El), estradiolia (E2) ja estriolia (E3). Estrioli on paljon heikompi estrogeeni, kuin estroni tai estradioli. Tutkimukset ovat osoittaneet että estrioli voi ehkäistä rintasyöpää hiirillä.[7] Lisäksi estrioli stimuloi vähemmän rintoja kuin estradioli tai estroni, ja sillä saattaa olla rintasyövältä suojaava vaikutus. Kollegani, Jonathan Wright mittasi terveiden 20-40-vuotiaiden naisten estrogeenipitoisuuksia ja havaitsi, että että estriolia tuotettiin paljon enemmän kuin estronia tai estradiolia.[8] Estrogeenin korvaushoitoa on mainostettu naisten auttamiseksi vaihdevuosioireissa, osteoporoosissa ja muissa sairauksissa. Maalaisjärjellä suurimman hyödyn saamiseksi estrogeenikorvaushoidosta pitäisi pyrkiä jäljittelemään kehon omaa estrogeenituotantoa. Toisin sanoen meidän pitäisi käyttää samaa estronin, estradiolin ja estriolin suhdetta, jonka terve elimistö normaalisti tuottaa. Estrogeenin tuotantoa elimistössä voidaan seurata mittaamalla estronin, estradiolin ja estriolin määriä, joka on olemassa biologisessa nesteessä. Kun estrogeenin tuotannossa on epätasapaino, kuten estriolin määrän väheneminen ja suurempia määriä estronia ja estradiolia, voi kehittyä ongelmia, kuten fibrokystiset rinnat, syöpä ja painonnousu.

Tohtori Wright on raportoinut vakuuttavia tietoja siitä, että jodi Lugolin liuoksen muodossa (jodi ja jodidi) voi auttaa ylläpitämään näiden kolmen estrogeenin oikeaa tasapainoa. Erityisesti tohtori Wright on raportoinut, että Lugolin jodiliuos auttaa elimistöä tuottamaan estrogeenejä siten, että se suosii turvallisempaa estrogeenimuotoa estriolia. Kokemukseni on osoittanut samat tulokset; jodin käyttö auttaa ylläpitämään tasapainoista estrogeenisuhdetta estriolin hyväksi.[9]

Naisilla estrogeenien tasapaino on elintärkeä lukuisille kehon toiminnoille, kuten aivojen optimaalisen toiminnan varmistaminen, rintojen kehittyminen ja ihon voitelu. Lisäksi estrogeenitasapaino auttaa säilyttämään vahvat luut ja voi auttaa ehkäisemään sydän- ja verisuonitauteja.

Estrogeenituotannon epätasapaino liittyy painon nousuun, mielialan vaihteluihin ja häiriöihin, kuten diabetes sekä rinta-, munasarja- ja kohtusyöpä. Estrogeenitasapainoa on mahdotonta ylläpitää, jos jodista on puutetta. Lisätietoja estrogeenien ja muiden luonnollisten hormonien käytöstä on kirjassani *The Miracle of Natural Hormones* (Luonnollisten hormonien ihme) 3. painos.

Jodi muuttaa rintojen epigenetiikkaa

Tutkijat ovat hiljattain raportoineet, että jodin/jodidin (esim. Lugolin liuos) yhdistelmän on osoitettu muuttavan geenien vaikutusta eli epigenetiikkaa estrogeenille herkissä rintasyöpäsoluissa. He havaitsivat, että jodi alensi (laski) useita estrogeenille reagoivia geenejä. He raportoivat myös, että jodi lisäsi BRCA1:n aktiivisuutta. BRCA1 on geeni, joka moduloi estrogeenin aktiivisuutta rinnoissa. Ihmiset, joilla on BRCA1:ssä poikkeavuuksia, on selvästi suurentunut rintasyövän riski. Lopuksi samat tutkijat raportoivat, että jodi/jodidihoito "voisi tehostaa tamoksifeenihoidon tehoa ja siten ehkäistä tai hidastaa tamoksifeeniresistenssiä."[10]

Jodin puute ja rinnat

Jodin puutteen on osoitettu aiheuttavan erityisiä muutoksia rottien rintakudoksessa. Tutkimukset, jotka ovat peräisin lähes 40 vuoden takaa osoittavat, että jodin puute rotilla aiheuttaa juuri samat syöpää edeltävät muutokset, joita nähdään ihmisillä - dysplasiaa ja hyperplasiaa.[11] [12] Lisäksi pitkäaikaisessa jodin puutteessa rottien rintakudoksessa esiintyy epätyypillisempiä muutoksia.[13] Tämä on rintasyövän esiaste.

Tohtori Bernard Eskin, yksi maailman johtavista jodin ja rintojen tutkijoista, kirjoittaa: "Kaikissa näissä tutkimuksissa jodin palauttaminen ruokavalioon johtaa vaihtelevasti vaatimattomaan paluuseen kohti normaalia {rintojen} rakennetta."[14]

Tohtori Eskin on tutkinut estrogeenin ja jodin vaikutuksia rotilla. Hän on havainnut, että rotat tarvitsevat riittävää jodipitoisuutta, jotta estrogeeni voi suorittaa normaalin tehtävänsä rintakudoksessa.[15]

Tutkijat ovat osoittaneet, että rotat, joille on annettu tiettyjä syöpää aiheuttavia aineita, saavat rintasyövän. Kun jodia annetaan yhdessä syöpää aiheuttavien aineiden kanssa, kasvainten muodostuminen estyy.[16] [17] Tutkimukset viittaavat siihen, että jodilla on kyky estää syövän eteneminen rintakudoksessa.

Tiedetään, että munasarjat keräävät suuren määrän jodia. Kilpirauhasen jälkeen munasarjoissa on toiseksi suurin jodipitoisuus elimistössä. Jodin puute aiheuttaa muutoksia munasarjojen estrogeenien tuotantoon sekä muutoksia rintojen estrogeenireseptoreissa. Tutkimukset ovat osoittaneet, että jodivajeessa munasarjojen estrogeenituotanto lisääntyy, kun taas rintojen estrogeenireseptorien herkkyys estrogeeneille lisääntyy.[18] [19] Molemmat näistä tiloista lisäävät riskiä saada rintojen patologisia sairauksia, kuten rintasyöpää.

Estrogeeni, jodi sekä syöpä

Jodin puutteella on monia seurauksia. Ensinnäkin se aiheuttaa estrogeenin tuotannon lisääntymistä. Jodin puute johtaa myös rintakudoksen lisääntyneeseen herkkyyteen estrogeenille. Kaikki edellä mainitut olosuhteet lisäävät mahdollisuuksia sairastua rintasairauksiin, mukaan lukien rintasyöpä. Kun otetaan huomioon altistuminen ympäristön estrogeeneille, mukaan lukien muoveissa ja torjunta-aineissa esiintyvät ksenoestrogeenit, kuten myös sekä liha- että maitotuotteissa, ei ole ihme, että hormoneille herkät syövät, kuten rinta- (sekä eturauhas-, munasarja- ja kohtusyöpä) ovat saavuttaneet epidemian mittasuhteet. Eläimillä tehdyt tutkimukset ovat osoittaneet, että jodin puutteen korjaaminen muuttaa epänormaalin rintakudoksen takaisin normaaliksi rintakudokseksi. Kliininen kokemukseni on osoittanut, että samat myönteiset tulokset ilmenevät ihmispotilailla. Tässä luvussa tarkastellaan tätä käsitettä yksityiskohtaisemmin.

Fibrokystinen rintasairaus

Fibrokystinen rintasairaus on tila, jossa rinnoissa on kystia, jotka ovat yleensä kivuliaita kosketukselle. Jopa kaksi kolmasosaa amerikkalaisista naisista kärsii fibrokystisestä rintasairaudesta. Fibrokystisessä rintasairaudessa kystien rakenne voi vaihdella pehmeästä kiinteään. Usein nämä kystat voivat muuttaa kokoaan ja muotoaan kuukautiskierron aikana ja ne voivat aiheuttaa epämukavuutta ennen kuukautisia. Vaikka fibrokystistä rintasairautta pidetään yleensä hyvänlaatuisena, monet lääkärit ovat sitä mieltä, että fibrokystisessä taudissa havaittu epänormaali rintojen rakenne on rintasyövän esiaste, ja tämä on myös vahvistettu useissa tutkimuksissa.[20][21][22]

Estrogeenit on yhdistetty fibrokystisen taudin ja rintasyövän aiheuttajaksi. Itse asiassa yksi tavallisimmista tavanomaisen lääketieteen hoitomuodoista fibrokystisen taudin hoidossa on ehkäisypillereiden käyttö, joilla tukahdutetaan munasarjat ja vähennetään elimistössä kiertävän estrogeenin määrää.

Toistuvien hormonisyklien edetessä rintojen fibrokystiset muutokset usein pahenevat. Rinnat voivat kroonisesti tulehtua ja kovettua. Monet naiset kärsivät tästä sairaudesta.

Myös ravitsemukselliset tekijät voivat pahentaa fibrokystistä rintasairautta. Kofeiini ja elintarvikkeet, jotka sisältävät transrasvahappoja, voivat pahentaa fibrokystistä rintasairautta. Kofeiinin poistaminen ja terveellisiä rasvoja sisältävien ruokien syöminen, mukaan lukien välttämättömät rasvahapot, auttaa lievittämään monia fibrokystisen rintasyövän vaivoja.

Myös vitamiini- ja kivennäisainevalmisteet voivat lievittää tätä vaivaa. Sekä E-vitamiinin että A-vitamiinin on tutkimuksissa osoitettu parantavan fibrokystisiä rintoja.

Myös jodin on osoitettu olevan erittäin tehokas fibrokystisten rintojen hoidossa ja ehkäisyssä.[23] Itse asiassa jodi on ollut eniten tutkittu kivennäisaine fibrokystisten rintojen hoidossa.

MaryAnn, 45 vuotta, työskentelee sairaanhoitajana paikallisessa sairaalassa. MaryAnn on kärsinyt fibrokystisestä rintasairaudesta yli 15 vuotta. Hän sanoi: "Rintani tuntuvat kahdelta kiveltä. En voi harrastaa aerobicia tai raskasta liikuntaa, koska pomppiminen aiheuttaa valtavaa kipua." MaryAnn kävi kystiseen rintarauhaskirurgiaan erikoistuneessa rintaklinikassa Michiganin yliopistossa. Usein hänen rintakystansa tyhjennettiin, mutta ne ilmestyivät uudelleen vähän ajan kuluttua. Ruokavaliomuutokset, kuten kofeiinin poistaminen, auttoivat jonkin verran. MaryAnn oli niin onneton, että hän harkitsi molemminpuolista rinnanpoistoa. MaryAnnilla todettiin olevan vakava jodin puute (jodin haastetesti osoitti 27 % erittymistä, kun normaali taso oli >90%). Häntä hoidettiin Iodoral® 50 mg:lla päivässä, ja kuukauden kuluessa hänen vointinsa muuttui dramaattisesti. Hän soitti minulle puhelimitse ja kertoi: "Tohtori Brownstein, olin yliopistossa University of Michiganin klinikalla eilen ja lääkäri sanoi minulle, että hän luuli, etteivät rintani olleet minun. Ne aikaisemmat kaksi kiveä ovat nyt pehmeitä ja normaalin tuntuisia. Kaikki kystat ovat poissa ja kaikki kipu on poissa. Tämä on ollut minulle ihme. En voi uskoa, että yhdellä ravinteella voi olla näin positiivinen vaikutus elämääni."

Uusi 5. painoksen päivitys Mary Annista: Mary Ann käy toimistossani kahdesti vuodessa rutiininomaisissa tarkastuksissa. Hän kertoi äskettäin: "Voin upeasti sen jälkeen, kun aloitin jodin käytön. Mammografiakuvani ovat nyt normaalit. " Mary Annilla ei ole merkkejä fibrokystisesta rintasairaudesta niin kauan kuin hän käyttää jodia.

39-vuotias Darlene kärsi fibrokystisesta rintasairaudesta yli viisi vuotta. "Joskus olen täysin surkea. En voi sietää mitään, mikä koskettaa rintojani. Tuntuu kuin kiristysside olisi niiden ympärillä", hän sanoi. Darlenen oireet pahenivat kuukautisten aikaan. Hän sanoi: "Mieheni tietää, ettei hän saa tulla metrinkään päähän minusta. Jos törmään mihinkään, minun tekee mieli itkeä. " Darlenea kehotettiin muuttamaan ruokavaliotaan ja luopumaan kofeiinista ja suklaasta, mikä auttoi joihinkin hänen oireisiinsa. "Ruokavalion muuttaminen auttoi, mutta olin silti kivulias", hän sanoi. Kun tarkistin Darlenen jodipitoisuudet, hänen jodirasituskokeensa mukaan jodia erittyi 50 prosenttia (normaaliarvo on 90 prosenttia). Kahden viikon kuluttua saatuaan jodin ja jodidin yhdistelmää (Iodoral®), Darlenen tila parani nopeasti. "Heräsin eräänä aamuna, eikä minulla ollut kipuja. En voinut uskoa sitä. Minusta tuntuu, että minulle on annettu elämä takaisin", hän sanoi. Lisäksi jodi paransi merkittävästi hänen mielialaansa ja energiatasoaan. Darlene sanoo: "En voi uskoa, miten paljon paremmalta oloni tuntuu. "

MaryAnnin ja Darlenen tapaukset ovat tyypillisiä monille fibrokystista rintasairautta sairastaville. Yleensä fibrokystisten oireiden paraneminen tapahtuu nopeasti, kun kyseessä on jodipuutostila.

Kilpirauhassairaudet, jodi ja syöpä

Reilusti yli 100 vuoden ajan jodin puute on yhdistetty kilpirauhasen turvotukseen tai struumaan. Struuma on yhdistetty myös rinta-, vatsa-, ruokatorvi-, munasarja- ja rintasyöpään.[24][25][26] Kollegani, tohtori Jorge Flechas, raportoi "rintasyövän, mahasyövän, munasarjasyövän ja kilpirauhassyövän selvästä lisääntymisestä jodin puutteen yhteydessä."[27] Olen nähnyt samankaltaisia tuloksia vastaanotollani.

Rintasyöpä ja kilpirauhasen vajaatoiminta

Koska rintasyöpää esiintyy epidemianomaisesti, on tärkeää keskustella tästä aiheesta uudelleen. Kilpirauhasen vajaatoiminnan ja rintasyövän välisestä yhteydestä on raportoitu jo yli 100 vuoden ajan. Itse asiassa ensimmäinen raportoitu yhteys näiden kahden sairauden välillä mainittiin vuonna 1896. Vaikka yhtenäistä mielipidettä rintasyövän ja kilpirauhasen vajaatoiminnan välisestä yhteydestä ei ole, ovat monet tutkijat sitä mieltä, että yhteys on suora.

Tutkijat ovat havainneet, että kilpirauhasen vajaatoiminta on paljon yleisempää naisilla, joilla on rintasyöpä.[28] [29] Toiset tutkijat ovat havainneet, että kilpirauhashormonien käyttö saattaa aiheuttaa rintasyöpään sairastumisen lisääntymistä.[30] Vaikka lääketieteessä on ollut suuria kiistoja siitä, onko kilpirauhasen ja kilpirauhassyövän välinen yhteys todennettavissa, kokemukseni on osoittanut, että yhteys on olemassa.

Tiedetään, että kilpirauhasen vajaatoiminta altistaa huonosti toimivalle immuunijärjestelmälle. Tämä voi altistaa vakaville sairauksille, kuten syövälle. Voisi ajatella, että kilpirauhasen vajaatoiminnan hoitaminen kilpirauhashormonilla parantaisi rintasyövän tilaa, koska sen pitäisi parantaa immuunijärjestelmän toimintaa. Tutkimuksissa ei kuitenkaan ole osoitettu, että näin olisi. Itse asiassa jotkin tutkimukset viittaavat rintasyövän pahenemiseen, kun kilpirauhashormoneja käytetään kilpirauhasen vajaatoiminnan hoitoon.

Eräässä tutkimuksessa havaittiin, että kilpirauhashormonia käyttävillä, kilpirauhasen vajaatoimintaa sairastavilla naisilla oli 100 prosenttia suurempi riski sairastua rintasyöpään.[31] Lisäksi samat tutkijat raportoivat 200 %:n suurentuneen rintasyövän riskin naisilla, jotka käyttivät kilpirauhashormonia yli 15 vuotta, verrattuna naisiin, jotka käyttivät kilpirauhashormonia alle 15 vuoden ajan. Tämän tutkimuksen tulokset on esitetty kuvassa 16.[32]

Lisääkö kilpirauhasen hoito rintasyöpää?

Kun kyseessä on kilpirauhasen vajaatoiminta, elimistö on hypometabolisessa tilassa. Toisin sanoen kaikki kehon toiminnot hidastuvat ja seurauksina ovat muun muassa kylmät raajat, kuiva iho, väsymys, aivosumu ja painonnousu.

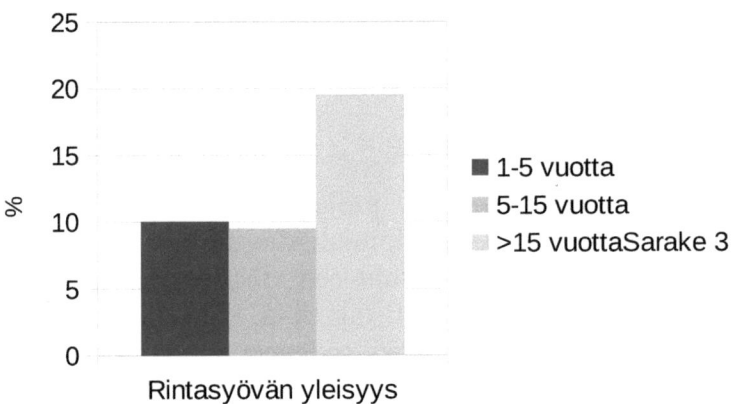

Kuva 16: Rintasyöpäriskin lisääntyminen mitä kauemmin naiset käyttivät kilpirauhashormonia.

Kun kilpirauhashormonia nautitaan, se johtaa lisääntyneeseen aineenvaihduntaan, joka kumoaa kaikki edellä mainitut olosuhteet. ATP on elimistön "korkeaoktaaninen" energialähde. Kilpirauhashormoni hyödyntää ATP:tä lisätäkseen kehon aineenvaihduntaa. Tämä lisääntynyt aineenvaihdunta auttaa kehoa tuottamaan enemmän lämpöä, laihtumaan, voittamaan väsymystä jne. Jos kilpirauhashormonia annetaan jodin puutteesta kärsivälle potilaalle, aineenvaihdunnan kiihtyminen itse asiassa lisää elimistön jodin tarvetta ja vähentää elimistön solujen kykyä kerätä jodia.

Jodin otto soluihin on energiasta riippuva prosessi, joka vaatii ATP:tä. Kilpirauhashormonit käyttävät ATP:n synteesiin käytettävissä olevaa energiaa lämmön tuottamiseen. Tämä vaikutus vähentää käytettävissä olevaa ATP:tä jodin ottamiseen kohdesoluihin. Jos ATP-tasot elimistössä ovat alentuneet, kohdesolujen on vaikeampi kerätä jodia.

Lopuksi, jos kilpirauhasen vajaatoimintaa hoidetaan kilpirauhashormonilla ja samalla on myös puutetta jodista, niin kilpirauhashormonin käyttö pahentaa jodin puutostilaa. Toisin sanoen, jos hoidetaan kilpirauhashormonilla korjaamatta ensin jodin puutetta, elimistön jodin puute lisääntyy ja olemassa oleva jodipuutosongelma pahenee.

Ainoa looginen selitys, joka yhdistää kilpirauhasen vajaatoiminnan hoidon ja lisääntyneen riskin saada rintasyöpä, on jodin puute. Yksinkertaisemmin sanottuna elimistöön annetut kilpirauhashormonit lisäävät elimistön jodin tarvetta. Rinnoissa, kuten kilpirauhasessakin, on kehittynyt järjestelmä jodin imeyttämiseksi ja varastoimiseksi. Kun jodista on puutetta, rinnat ja kilpirauhanen suurentuvat kompensoidakseen puutteen. Molemmissa tapauksissa jodin puute aiheuttaa liikakasvua, joka on syöpää edeltävä vaurio. Tämä luo pohjan kilpirauhas- ja rintasairauksille, mukaan lukien kilpirauhasen ja rintojen syöpä.

Jos jodivajeen aikana käytetään kilpirauhashormoneja ilman, että ensin/samalla korjataan joditaso, pahenee elimistön jodivaje. Seurauksena voi olla jodipuutteen aiheuttama rinta- ja kilpirauhassyövän lisääntyminen.

Rinnat ja jodi

Jodin terapeuttinen käyttö rintasyövän hoidossa kuvattiin lääketieteellisessä kirjallisuudessa ensimmäisen kerran vuonna 1896.[33] Rintasyövän (samoin kuin struuman) ja jodin puutteesta kärsivien alueiden välillä on suora yhteys. Japanin ja Islannin kaltaisissa maissa jodin saanti on suurempaa ja niissä esiintyy vähemmän struumaa ja rintasyöpää. Toisaalta sellaisissa maissa kuin Yhdysvallat, Meksiko ja Thaimaa jodin saanti on vähäisempää ja rintasyövän ja struuman esiintyvyys suurempi.[34] Joissakin maissa, kuten Puolassa, Sveitsissä, Australiassa ja Venäjällä rintasyövän esiintyminen liittyy paikalliseen jodin puutteeseen. Yhdysvalloissa on havaittu korrelaatio rintasyöpäkuolleisuuden ja jodin puutealueiden välillä (esim, Suurten järvien alue).[35]

Cathylla, 49-vuotiaalla, todettiin rintasyöpä vuosi sitten. Hän sanoi: "Olin järkyttynyt. Luulin pitäväni itsestäni hyvää huolta, ja elämäni oli murskana. Kun kysyin kirurgilta: "Miten minä olen saanut sen?" Hän vastasi: "En tiedä". Hänen ainoa huolensa oli tehdä leikkaus ja saada minut valmiiksi kemoterapiaan. En ollut tyytyväinen siihen. " Cathy valitsi kummankin rinnanpoiston ja kemoterapian, mutta etsi silti syytä, miksi näin saattoi käydä hänelle. Kun tutkin Cathya havaitsin, että hänen seerumin jodipitoisuutensa oli alle havaitsemisrajan sekä erittäin alhainen jodin rasitustestitulos 22 prosenttia (normaali > 90 prosenttia). Hoidettaessa häntä jodilla/jodidilla (Iodoral®) hän huomasi

välittömän parannuksen yleisessä terveydentilassaan. "Minulla oli väsymystä ja jalkakramppeja. Väsymys oli lamaannuttava. Tunsin itseni vanhaksi naiseksi", hän sanoi. Kolme viikkoa jodin käytön aloittamisen jälkeen molemmat tilat olivat parantuneet dramaattisesti. "Se oli ihme. Jalkakrampit ja säärikivut sulivat pois, mutta mikä tärkeintä, väsymys lähti. Aivoni alkoivat taas toimia, ja aloin tuntea itseni entisekseni. Jopa ystäväni alkoivat kysellä, mitä otan, koska näytin niin paljon paremmalta", hän sanoi.

Jodin on todettu olevan välttämätöntä normaalin rintakudoksen ylläpitämiseksi sekä eläimillä että ihmisillä.[36 37 38 39]

Jodin on todettu ehkäisevän rottien rintakasvainten kehittymistä ja pientävän niiden kokoa.[40] Tämä suppressiivinen vaikutus voimistui progesteronin käytön myötä. Jodin oton tehostuminen progesteronin avulla on havaittu myös muissa kudoksissa, kuten kohdussa ja munasarjoissa.[41] Tutkimukset osoittavat, että jodin optimaalinen käyttö on parasta toteuttaa osana kokonaisvaltaista hoito-ohjelmaa, jossa korostetaan hormoneiden tasapainottamista sekä ravinnepuutteiden korjaamista. Jos haluat lisätietoja bioidenttisistä hormoneista, suosittelen lukijalle kirjaani *The Miracle of Natural Hormones 3. painos.*

Onko halogeeneilla yhteys rintasyöpään?

Halogeenit ovat ryhmä alkuaineita, joilla on samanlainen koko ja muoto. Luvussa 11 käsitellään aihetta paljon yksityiskohtaisemmin. Fluori, bromi, jodi, kloori ja astatiini muodostavat tämän ryhmän. Jodi ja kloori ovat ainoat halogeenit, joilla on terapeuttisia vaikutuksia elimistössä.

Bromi on myrkyllinen alkuaine, jonka kemiallinen rakenne on hyvin samanlainen kuin jodin. Samankaltaisuus voi aiheuttaa bromin sitoutumisen jodireseptoreihin ja mahdollisesti häiritsee jodin kuljetusta elimistössä. Bromia on monissa elintarvikkeissa, kuten leipomotuotteissa ja joissakin limsoissa, sekä monissa reseptilääkkeissä. Lisäksi bromia on monissa huonekaluihin lisätyissä palonestokemikaaleissa, matoissa jne. Viljelykasveja ruiskutetaan bromilla maataloudessa. Kun jodista on puutetta, pahenee bromin myrkyllisyys.

Fluoridia lisätään vesijohtoveteen, hammastahnaan ja moniin juomiin ennaltaehkäisevänä toimenpiteenä, karieksen ehkäisemiseksi. On vain vähän näyttöä siitä, että fluoridi ehkäisee reikiintymistä. Lisäksi, monet tutkimukset osoittavat, että fluoridi (fluoratun veden juomisesta nautittuna) voi aiheuttaa hammasfluoroosia, lonkkamurtumia, luusyöpää ja muita kielteisiä vaikutuksia. Fluoridin myrkyllisyys käsitellään yksityiskohtaisemmin luvussa 11 .

Tein toimistossani tutkimuksen, jossa tarkasteltiin jodi-, fluoridi- ja bromipitoisuuksien eroja kahdeksan rintasyöpään sairastuneen naisen ja kymmenen rintasyöpään sairastumattoman naisen välillä. Luvussa 11 on tästä tutkimuksesta ja sen tuloksista.

Tutkimus osoitti, että kaikilla tutkittavilla naisilla, niin rintasyöpään sairastuneilla kuin terveilläkin, oli alhaiset jodipitoisuudet. Rintasyöpään sairastuneilla naisilla todettiin olevan paljon suurempia määriä myrkyllisiä halogeeneja bromia ja fluoridia verrattuna naisiin, joilla ei ollut rintasyöpää. Bromin ja fluoridin myrkyllisyys pahenee jodin puutostilassa. Ehkäpä syy siihen, että meillä on rintasyöpäepidemia ei johdu pelkästään jodin puutteesta, vaan myös halogeenien fluoridin ja bromin myrkyllisyydestä, joka estää jodin imeytymistä elimistön kudoksiin. Tehokkaita rintasyöpähoitoja ei voida toteuttaa ennen, kuin rintasyövän aiheuttavia tekijöitä tutkitaan perusteellisemmin.

Japani: paljon jodia vähän sairauksia

On arvioitu, että manner-Japanin väestö nauttii noin 13,8 mg jodia päivässä, mikä on yli 100 kertaa enemmän kuin suositeltu arvo.[42] Rannikkoalueilla asuvat japanilaiset saavat keskimäärin enemmän jodia kuin sisämaan japanilaiset. Mannerjapanilaiset saavat suuren osan jodistaan merilevästä, jonka tiedetään keräävän jodia.

Mitä vaikutuksia on suuremmalla jodimäärällä? Japanilaisilla, jotka kuluttavat paljon jodia Yhdysvaltojen suosituksiin verrattuna, on huomattavasti vähemmän rinta-, kohdunkaula- ja munasarjojen syöpiä. Lisäksi fibrokystistä rintasairautta on huomattavasti vähemmän japanilaisilla naisilla, jotka käyttävät suurempia määriä jodia. Yli 30 vuotta sitten tutkimus osoitti, että Yhdysvaltoihin muuttaneilla japanilaisilla naisilla oli korkeampi kuolleisuus rinta-, kohdunkaulan- ja munasarjasyöpään, verrattuna manner-Japanin naisiin.[43] Uskon, että japanilaisnaisten kuolleisuuden lisääntyminen johtuu jodipitoisuuden laskusta.

Jo yli 50 vuoden ajan on tiedetty, että rintasyövän ja joditason välillä on yhteys. Lääketieteellisessä kirjallisuudessa on kirjoitettu monia artikkeleita, jotka viittaavat suoraan yhteyteen alhaisen jodipitoisuuden ja rintasyövän kehittymisen välillä eri puolilla maailmaa ja myös Yhdysvalloissa.[44][45]

Joycella, 52-vuotiaalla, todettiin rintasyöpä kaksi vuotta sitten. "Luulin, että olin hyvässä kunnossa. Harrastin liikuntaa ja tarkkailin syömisiäni. Kun minulla todettiin rintasyöpä, olin murtunut", hän sanoi. Joyce ei halunnut sytostaattihoitoa ja sädehoitoa. Joyce sanoi: "Minulla ei ollut kemoterapia- ja sädehoitopuutosta. Olen lukenut paljon rintasyövästä, ja olin huolissani kemoterapian ja sädehoidon sivuvaikutuksista. Halusin etsiä perimmäistä syytä ja löytää siihen hoitoa." Joycella oli pitkään ollut fibrokystinen rintasairaus ja tiheät rinnat mammografiassa. Joycen ensitutkimus ja laboratoriotutkimus paljasti suurentuneen kilpirauhasen (eli struuman). Laboratoriokokeet osoittivat viitteitä immuunijärjestelmän huonosta toiminnasta (alhainen luonnollisten tappajasolujen ja immunoglobuliinien määrä sekä matala valkosolujen määrä). Jodirasituskokeessa Joycen jodipitoisuus oli erittäin alhainen (12 %:n erittyminen, kun normaalitaso > 90 %). Joycea hoidettiin jodin ja jodidin yhdistelmällä (Iodoral®), joka sisälsi neljä pilleriä päivässä (50 mg jodidia/jodia) kolmen kuukauden ajan. Kolmen kuukauden kuluttua hänen jodirasituskokeensa parani normaaliksi, ja hänen jodiannoksensa pienennettiin kahteen pilleriin päivässä (25 mg). Tuona aikana Joyce huomasi, että hänen energisyytensä ja yleinen terveydentilansa oli parantunut. "Olo oli ihana, kun aloin ottaa Jodia. Energiatasoni kasvoi ja aineenvaihduntani kiihtyi. Kaikki ystäväni alkoivat kysyä minulta mitä tein, koska näytin niin paljon paremmalta", hän sanoi. Joycea hoidettiin myös kokonaisvaltaisesti myrkkyjen poistolla ja annettiin vitamiineja ja mineraaleja. Myös hänen laboratoriotuloksensa paranivat.

Hänen lääkärinsä tunsivat muutokset hänen rinnoissaan. "Lääkärini kertoi, että rintakudokseni tuntuivat paljon pehmeämmiltä. Hän sanoi, että rintani tuntuivat paljon terveemmiltä." Parantuneiden laboratorioarvojen ansiosta Joycella on paremmat mahdollisuudet voittaa sairautensa. Oliko jodin puute taustalla syynä hänen syöpäänsä? Minulla ei ole lopullista vastausta tähän kysymykseen, mutta jodivaje ei ainoastaan luo edellytyksiä rintasairaudelle, kuten syövän kehittymiselle, vaan se tekee elimistölle erittäin vaikeaksi selviytyä näistä sairauksista.

Joycen päivitys: Kolmen vuoden jodihoidon jälkeen Joycen jodirasitustesti on nyt normaali (92 % erittyy). Hän voi edelleen hyvin eikä ole ollut merkkejä syövän etenemisestä. Alkuperäiset röntgenkuvissa nähdyt vauriot ovat pienentyneet hieman. Joyce on kirurgin vastaanotolla, ja hänelle tehdään radiologisia tutkimuksia joka vuosi kuuden kuukauden välein.

Uusi 5. painoksen päivitys Joycesta: Joyce saa edelleen jodilisää ja voi hyvin. Syövän etenemisestä ei ole vieläkään merkkejä. Joyce totesi äskettäin: "Paras päätökseni oli, että valitsin kokonaisvaltaisen vaihtoehdon. Jodi on todella auttanut minua. Olen kiitollinen siitä, miten hyvä olo minulla on. "

Jodin puute ja eturauhassyöpä

Vaikka tutkimus ei ole yhtä täydellistä kuin rintasyövän osalta, uskon miesten eturauhassyövän syyn olevan sama, kuin naisten rintasyövän syy. Japanilaisilla miehillä on paljon vähemmän eturauhassyöpää, kuin amerikkalaisilla miehillä. Yhdysvaltoihin muuttavilla japanilaismiehillä on enemmän eturauhassyöpää, kuin mannerjapanilaisilla. Tämä analogia on samankaltainen kuin rintasyövän lisääntyminen Yhdysvaltoihin muuttavilla japanilaisilla naisilla. Uskon, että jodin puute on linkki (tai ainakin yksi linkki) ja se on vastuussa eturauhassyövän lisääntyneestä riskistä. Manner-Japanin miehillä eturauhassyöpäkuolleisuus on paljon alhaisempi kuin amerikkalaisilla miehillä, koska heidän jodin saantinsa on korkeampi. Kun jodipitoisuudet laskevat, eturauhassyöpätapaukset alkavat lisääntyä. Uskon, että tulevaisuudessa tutkimusta on suunnattava tälle alueelle.

Jodivajeesta kehittyy rintasyöpä

Eläintutkimukset ovat osoittaneet, että jodipuutostilassa, olipa kyse ruokavaliosta tai lääkehoidosta, eläinten rintakudoksessa on merkkejä rintasyövän kehittymisestä. Mitä pidempään eläimiä pidetään jodivajeessa, sitä todennäköisemmin niiden rintakudos muuttuu syöväksi.[46][47] Tutkijat ovat päätelleet, "Näyttää siis siltä, että rintojen optimaalisen rakenteen ja toiminnan ylläpitäminen edellyttää jatkuvasti tiettyä määrää jodia."[48] Estrogeenien käyttö aiheuttaa muutoksia rintakudoksessa, ja kudosta tutkittaessa löytyy lisää merkkejä syövästä.[49] Itse asiassa jodin puutteen on todettu voimistavan eläinten rintakudoksen vastetta estrogeeni-injektioihin.[50] Nykyinen rintasyöpäepidemia voisi selittyä jodin puutteella yhdistettynä lisääntyvään altistumiseen ksenoestrogeeneille.

118

Ksenoestrogeenit ovat estrogeenin kaltaisia aineita, jotka voivat häiritä omia estrogeenireseptorejamme. Esimerkkejä ksenoestrogeeneista ovat ympäristöstä peräisin olevat myrkyt, kuten bisfenoli A (BPA) ja muovien sisältämät ftalaatit. Altistumme yhä suuremmille määrille synteettisiä hormoneja, jotka ovat peräisin estrogeenin kaltaisista hormoneista (eli ksenoestrogeeneista), joita syötetään tavanomaisesti kasvatetuille eläimille. Synteettiset hormonit kulkeutuvat elintarvikkeisiimme. Yksi seitsemästä naisesta sairastaa rintasyöpää ja joka kolmas mies eturauhassyöpää, tilanne voi näyttää synkältä.

Toivoa kuitenkin on. Luomuruokavalio, jossa ei käytetä synteettisiä hormoneja sisältäviä elintarvikkeita, on hyvä alku. Seuraava askel on jodin puutostilan korjaaminen ja riittävän joditason ylläpito.

Jodin puutostilat voidaan helposti korjata lisäämällä jodia ruokavalioon. Jodin puutteen korjaaminen eläimillä johtaa niiden rintakudoksen rakenteen muuttumiseen normaalimmaksi. Olen havainnut samanlaisia tuloksia monilla potilailtani.

Monet muutkin kudokset elimistössä käyttävät jodia kilpirauhasen ja rintojen lisäksi. Eturauhanen, ruoansulatuskanava, sylkirauhaset, luut, sidekudokset ja lähes koko elimistön nesteet käyttävät jodia. Nämä kehon eri kudokset ovat kaikki kehittäneet jodia sitovia mekanismeja, joiden avulla ne ottavat tehokkaasti jodia ravinnosta. Rinnoissa on tehokas menetelmä jodin hankkimiseksi ravinnosta.[51] Kilpirauhasen jodin tarve varmistaa, että se saa "ensimmäisenä valita" jodin, joka puutostilassa voi merkitä sitä, että elimistön muissa kudoksissa saattaa ilmetä merkkejä vakavasta puutteesta.

Suolan jodiointi otettiin käyttöön yksinomaan struuman ja kehitysvammaisuuden vähentämiseksi. Se on vähentänyt struuman esiintyvyyttä, mutta se ei ole riittänyt vaikuttamaan rintasairauksien määrään. Itse asiassa maailman alueilla, joilla jodin saanti on vähäisintä, on todettu olevan erittäin paljon rintasyöpiä.

Yhdysvalloissa Suurten järvien rannikolla sijaitsevalla "struuma-alueella", ei ole ainoastaan yksi korkeimmista rintasyöpäkuolleisuusluvuista, vaan myös maaperän jodipitoisuus on erittäin alhainen. Tämä viittaa siihen, että jodipitoisuuksien ja rintasyöpään kuolleisuuden välillä on suora yhteys.

Kun jodia nautitaan tai annetaan injektiona, jodia otetaan elimistöön kahdella merkittävällä alueella: elimistön kilpirauhanen ja kilpirauhasen ulkopuolinen kudos. Tutkijat ovat arvioineet, että kilpirauhasen ulkopuolinen kudos ottaa noin 8 mg jodia (kun taas kilpirauhanen ottaa 6 mg).[52] [53] Rinnat ovat suurimpia kilpirauhasen ulkopuolisen jodin kuluttajia. Arvioiden mukaan rinnat tarvitsevat noin 5 mg jodia päivässä 50 kg:n (1101 b) painoisella naisella.[54] [55] [56] Suurempi nainen (tai nainen, jolla on suuremmat rinnat) tarvitsisi enemmän jodia. Koska miehillä on pienemmät rinnat kuin naisilla, heidän jodintarpeensa on pienempi.

Jodin puutostilassa elimistön tärkein jodivarasto sijaitsee kilpirauhasessa. Kun elimistö saa riittävästi jodia, kilpirauhanen sisältää 50 mg jodia koko kehon 500mg-2000mg kokonaismäärästä.[57] [58] Suurimmat jodimäärät ovat rasvakudoksessa ja juovikkaassa lihaskudoksessa. Lihavuus lisää elimistön jodin tarvetta, koska kehon rasvasolut tarvitsevat enemmän jodia.

Kuten aiemmin mainittiin, naisten rinnat ovat tärkeitä jodin varastointipaikkoja. Riittävän jodipitoisuuden ylläpitäminen on välttämätöntä, jotta kilpirauhanen toimisi asianmukaisesti ja rinnat olisivat rakenteeltaan normaalit. Uskon, että se myös vähentää rintasyövän esiintyvyyttä ja auttaa naisia voittamaan rintasyöpiä.

Tiedetään, että kilpirauhassairaudet, mukaan lukien struuma ja kilpirauhasen autoimmuunihäiriöt, iskevät naisiin paljon useammin kuin miehiin. Yksi syy voi olla se, että naiset, joilla on enemmän rintakudosta kuin miehillä, tarvitsevat enemmän jodia kuin mies. Jodipuutostilassa nainen osoittaa jodin puutteen merkkejä aikaisemmin ja vakavammin kuin mies vastaavassa puutostilassa.

Muiden kudosten joditarpeet

Kaikki kehon rauhaset ovat riippuvaisia riittävästä jodipitoisuudesta toimiakseen optimaalisesti. Eläinkokeet ovat osoittaneet ongelmia lisämunuaisten[59], kateenkorvan[60], munasarjojen[61], hypotalamus- ja aivolisäkeakselilla[62] sekä koko hormonijärjestelmässä jodin puutoksen johdosta. Itse asiassa munasarjoissa on kilpirauhasen jälkeen toiseksi suurin jodipitoisuus elimistössä. Jodivaje johtaa hormonijärjestelmän epätasapainoon. On mahdotonta saada hormoneja tasapainoon ilman riittävää jodin saantia.

Tohtori Guy Abraham, yksi maailman johtavista joditutkijoista, on osoittanut, että tarvittava jodin päivittäinen saanti, joka on tarpeen jodin riittävyyden ylläpitämiseksi koko elimistössä, on vähintään 13 mg päivässä.[63]

Riittävällä tasolla kilpirauhasessa on yhteensä noin 50 mg jodia. Kilpirauhanen tarvitsee noin 6 mg jodia vuorokaudessa, jotta se riittää. Rinnat tarvitsevat vähintään 5mg jodia ja jäljelle jää 2 mg (yhteensä 13 mg:sta) jodia muulle keholle. Tämä 2 mg on silti selvästi yli 14-kertainen suositeltuun päiväannokseen (150 µg/vrk jodia) verrattuna. Joka tapauksessa tämä selittää, miksi jodisuositus on riittämätön. Jotta lähestyttäisiin ja voitaisiin ylläpitää optimaalista terveyttä, on tarpeen arvioida jodipitoisuudet ja täydentää riittävästi jodia oikeassa muodossa.

Loppuarviointi

Jodin puutteen ja rintasyövän sekä fibrokystisen rintataudin välinen yhteys on vahva ja viimeaikaiset tutkimukset vielä vahvistavat tätä yhteyttä. Rintasyöpää (kuten eturauhassyöpääkin) esiintyy epidemianomaisesti - noin joka seitsemäs nainen sairastuu siihen. Eturauhassyöpään sairastuu yksi kolmesta miehestä. Vaikka syövän kehittymiseen on lukuisia syitä, tutkimus on selkeästi osoittanut jodin puutteen tärkeäksi osaksi palapeliä. Jodin puute on yhdistetty myös muihin syöpiin, kuten munasarja-, kohtu- ja kilpirauhassyöpään. Ehkä syy siihen, miksi olemme edistyneet niin vähän lähes kaikkien hormoniherkkien syöpien hoidossa, on se, että niiden perimmäinen syy on jäänyt selvittämättä. Perimmäinen syy voi hyvinkin olla jodin puute. On ehdottoman tärkeää, että joditaso tarkistetaan ja täydennetään oikeanlaisella jodilla, kun todetaan jodin puute. Mielestäni kaikkien syöpäpotilaiden joditilanne olisi tutkittava. Parhaat tulokset jodilla saadaan, kun jodilisää annetaan osana syöpiä estävää ohjelmaa.

[1]Bretthauer, E. Radiojodin eri kemiallisten muotojen maidonsiirtovertailut. Health Physics. 1972.22:257

[2]Vitale, M. Jodin ylijäämä aiheuttaa apoptoosia kilpirauhassoluissa p53:sta riippumattomalla mekanismilla, johon liittyy oksidatiivinen stressi. Endocrin. 141. 2000.

[3]Smyth, P. Jodin rooli antioksidanttisessa puolustuksessa kilpirauhas- ja rintasairauksissa. Biofactors. 19. 2003

[4]Tseng, Y.L. Jodityroniinit: Hemoglobiinin oksidatiivinen dejodinoituminen ja lipidiperoksidaation estäminen. Lipds. 19. 1984

[5]Winkler, R. Jodidin vaikutus ihmisen seerumin kokonaisantioksidanttiasemaan. Cell Biochem. Funct. 18. 2000.

[6]Syöpätilastot, 2004. Cancerj. Clin. 2004; 54:8-29

[7]Lemon, H. Vähentynyt estriolin erittyminen rintasyöpäpotilailla ennen hormonihoitoa. JAMA. 196; 1128-1136. 1966.

[8]Wright, Jonathan. Esitelty ACAM:ssä. Marraskuu 2005. Anaheim, CA.

[9]Henkilökohtainen tiedonanto tohtori Wrightin kanssa ja esitelty ACAM:ssa syksyllä 2006.

[10]Int. J. of Med. Sci. 2008 5($): 189-96

[11]Eskin, B. Rintarauhasen dysplasia. JAMA. 200. 1967

[12]Aquino, T. Arch. Patology. 94, 270

[13]Krouse, T. Proc. Amer. Ass. Ca. Res. 18, 1977

[14]Eskin, B. Jodi ja rintasyövät. Adv. In Exp. Medicine and Biology. \bl. 91. 1977 15

[15]Eskin, B. IBID. 1977

[16]Biol. Tr. Elem. Res. 1995, 49; 9-19

[17]MolCell Endo. 2005, 236:49-57

[18]Slebodzinski, A.B. Munasarjojen jodidin otto ja trijodityroniinin muodostuminen follikkelinesteessä. Kilpirauhasen ja munasarjan

vuorovaikutuksen arvoitus. Domest. Anim. Endocrinol. 29(1):97-103, heinäkuu 2005.

[19]Siiteri, P. Seerumin estrogeenien lisääntynyt saatavuus rintasyövässä, uusi hypoteesi. Teoksessa Hormonit and Breast Cancer. Banbury Report No. 8. Cold Spring Harbour Laboratories, 1981

[20]Eskin, B., et al. Jodiaineenvaihdunta ja rintasyöpä. Trans. New York, Acad, of Sciences. 32:911- 947, 1970

[21]Wang, J., Tamoksifeenin vaikutukset hyvänlaatuiseen rintasairauteen naisilla, joilla on suuri rintasyöpäriski. J. Natl.Cancer Inst., 95 (4):202-207, 2003.

[22]Bartow, S.A., et. al. Fibrokystinen tauti: A continuing enigma. Pathol. Annu. 1982: 17:93-111

[23]Ghent, W., et al. Jodin korvaaminen rintojen fibrokystisessa taudissa. Can.J. Surg. 36: 453-460, 1993

[24]Stadel, W Dietary iodine and risk of breast, endometrial and ovarian cancer. Lancet. 1976; 1:890-891.

[25]Talamini, R. Valitut sairaudet ja rintasyövän riski. British J. of Cancer. 1997; 75(11):1699-1703

[26]Venturi, S. Jodin merkitys kilpirauhasen, rintojen ja mahalaukun kehityksessä ja karsinogeneesissä. Adv. Clin. Path. 2000;4:11-17

[27]Flechas, J. Ortojodilisäys perusterveydenhuollon vastaanotolla. The Original Internist. 12(2):89-96, 2005.

[28]Smyth, P.P.A. Kilpirauhassairaus ja rintasyöpä. J. Endocr. Invest. 16:396. 1993

[29]Perry, M. Rintasyöpäpotilaiden kilpirauhasen toiminta. Ann. Roy. Coll. Surg. Engl. 60, 1978

[30]Chandrakant, C. Rintasyövän yhteys kilpirauhasen vajaatoiminnan lisäravinteisiin. JAMA. \bl. 236, nro 10. 9.6.1976.

[31]JAMA. Vol. 236. N. 10. 1976

[32]IBID. JAMA. 1976

[33]Beatson, G. Kilpirauhasuutteen adjuvantti käyttö rintasyövässä. Lancet 104: no. 2, s. 162, 1896

[34]Finley, J.W., et all. Rintasyöpä ja kilpirauhassairaudet. Quart. Rev. Surg. Obstet. and Gyn. 1960 17: 139

[35]Eskin, B.A. Jodi ja rintasyövät. Tans. N.Y. Acad, of Sciences. 1970

[36]Lancet. 1976, 2: 807-8

[37]Biol. Tr. Elem. Res. 1995, 49: 9-19 22

[38]J. Surg. Onc. 1996, 61:209-213

[39]Can. J. Surg. 1993, 36: 453-460.

[40]Funaltashi, H. Jodin estävä vaikutus DM AA:n aiheuttamaan rintasyöpään rotilla. J. Surg. Oncol. 1996; 61

[41]Brown-Grant, K. Jodidin pitoisuuspaikat rotan munanjohtimessa ja kohdussa. J. Endocrin. 1972; 53.

[42]Abraham, G.E., ym. ortojodilisäys: Jodin riittävyys koko ihmiskehossa. The Original Internist, 9:30-41, 2002.

[43]Stadel, B. Ruokavalion jodi ja rinta-, endometrium- ja munasarjasyöpäriski. Lancet. 4.24. 1976

[44]Bogardus, AG. Kirurgia. 1960, 49, 461.

[45]Finley, J. rev. Obstet. Gynec. 1960, 49, 17.

[46]Eskin, B.A. Jodi ja rintasyövät. Tans. N.Y. Acad, of Sciences. 1970

[47]Drouse, T. Ikäsidonnaiset muutokset jodiblokissa. Proc. Amer. Ass. Ca. res. 18. 1977

[48]Eskin, B.A. Jodi ja rintasyövät. Tans. N.Y. Acad, of Sciences. 1970

[49]Eskin, B.A. Rintarauhasen dysplasia jodin puutteessa. JAMA. 5.22.1967

[50]Eskin, B.A. IBID. 1967

[51]Eskin, B.A., et al. Human Breast Uptake of Radioactive Iodine. OB-GYN, 44:398-402, 1974.

[52]Berson, S.A., et al. Jodiaineenvaihdunnan kvantitatiiviset näkökohdat. Vaihdettava orgaaninen jodivarasto ja kilpirauhasen erityksen, perifeerisen hajoamisen ja ulosteen kautta tapahtuvan endogeenisen jodin erittymisen nopeudet. syntetisoidun orgaanisesti sidotun jodin määrän vähentäminen. J. Clin. Invest, 33:1533-1552. 1954

[53]Abraham, G., et al. IBID. 2002

[54]Eskin, B., et al. Mammary Gland Dysplasia in Jodine Deficiency, JAMA, 200: 115-119, 1967.

[55]Eskin, B., etal. Jodiaineenvaihdunta ja rintasyöpä. Tans. New York. Acad. Sciences, 32: 911-947, 1970

[56]Abraham, G. IBID. 20025

[57]Koutras, D.A., et al. Pienen jodilisän vaikutus kilpirauhasen toimintaan normaaleilla henkilöillä. J. Clin. Endocr. 24:857-862, 1964

[58]Abraham, G., et al. Ortojodilisäys: Jodin riittävyys koko ihmiskehossa. Alkuperäinen Internist. Joulukuu 2002.

[59]Nolan, L.A., ym. Krooninen jodin puute heikentää stressin aiheuttamaa ja vuorokausivaihtelua kortikosteronin eritystä naaraspuolisilla Wistar-rotilla. J. Neuroend. 2000. Dec; 12(12); 1149-59.

[60]Rodzaevskaia, E.B., et al. Ikäriippuvainen kateenkorvan involuutio kokeellisessa jodin puutteessa. Arkh. Patol. 2002 maalis-huhtikuu; 64(2): 13-6

[61]Rodzaevskaia, E.B. Oogeneesin morfologinen heikkeneminen kokeellisessa jodiriippuvaisessa kilpirauhasen vajaatoiminnassa. transformaatio. Arkh. Patol. 2002. Mar-Apr; 64(2): 10-3

[62]Nolan, et al. IBID. 2000

[63]Abraham, G. IBID. 2002

Luku 9: jodin merkitys ennen raskautta

Jo lähes 100 vuoden ajan on tiedetty, että jodin puute on yhteydessä alentuneeseen älykkyysosamäärään (IQ). Itse asiassa tutkimustulokset ovat olleet selvät: jodin puute voi johtaa lievästi tai vakavasti alentuneeseen älykkyysosamäärään. Kretinismi, jodin puutteen vakavin muoto, kuvattiin ensimmäisen kerran 1700-luvun lopulla. Kretinismi liittyy vakavaan henkiseen heikkenemiseen ja merkittävästi alentuneeseen älykkyysosamäärään, ihon turvotukseen, hiustenlähtöön ja lyhytkasvuisuuteen. Neurologinen heikkeneminen, vähentynyt lihaskunto ja hidastuneet refleksit esiintyvät myös kretinismissä. Valitettavasti kretinismiä esiintyy edelleen syrjäisillä alueilla maailmassa.

Jodioidun suolan käyttöönoton myötä kretinismi on suurelta osin hävinnyt länsimaissa. Vaikka meillä ei esiinny kretinismiä, on kaikkialla Yhdysvalloissa ja muissa länsimaissa edelleen jodin puutetta.

Kuten aiemmin mainittiin, olen kumppanieni kanssa testannut yli 6000 potilasta ja todennut jodin puutetta yli 96 prosentilla testatuista. Lukekaa nämä luvut oikein - yli 96 prosentilla testatuista oli alhainen jodipitoisuus ja suurin osa testeistä oli kohtalaisen tai erittäin alhaisia. Testit tehtiin virtsan, veren ja syljen avulla. Vuosien mittaan virtsatestaus on ollut pääasiallinen käytetty menetelmä. Virtsatestauksia toteutettiin erillisinä mittauksina sekä 24 tunnin jodirasituskokeilla. Näkemäni tulokset eivät jätä epäilystäkään: Jodin puutetta esiintyy edelleen epidemianomaisesti.

Itse asiassa viimeaikaiset raportit kansallisesta terveys- ja ravitsemustutkimuksesta (2005-2008) osoittavat, että lähes 60 prosentilla hedelmällisessä iässä olevista naisista on jodin puute.[1] Jodipitoisuudet ovat laskeneet yli 50 prosenttia viimeisten 40 vuoden aikana.[2] Vaikka monet terveydenhuollon asiantuntijat väittävät, että jodin puute on menneisyyden ongelma, voin vakuuttaa teille yhden asian: nämä terveydenhuollon asiantuntijat ovat väärässä. Valitettavasti jodin puute ei ole vanha juttu, sitä esiintyy edelleen Amerikassa ja monissa muissa länsimaissa.

Jodin puute raskauden aikana

1. Lapsuuden alentunut älykkyysosamäärä

Kuten aiemmin mainitsin, yksi raskaana olevien naisten jodin puutteen merkittävimmistä seurauksista on heidän lastensa alentunut älykkyysosamäärä. Olen luennoinut lääkäreille jo yli vuosikymmenen ajan siitä, miten tärkeää on varmistaa, että hedelmällisessä iässä olevilla naisilla on riittävästi jodia ennen kuin he tulevat raskaaksi.

Sekä aivot että neurologinen järjestelmä muodostuvat ensimmäisen raskauskolmanneksen aikana. Sikiö on riippuvainen siitä, että äiti saa riittävästi jodia normaalin neurologisen muodostumisen edistämiseksi. Riittämätön äidin jodi voi aiheuttaa lapselle pysyviä neurologisia vaurioita ja alentuneen älykkyysosamäärän. On epäselvää, voiko jodin antaminen syntymän jälkeen korjata raskauden aikaisia jodivajeesta aiheutuneita neurologisia ongelmia.

Viimeisimmissä NHANES-tiedoissa (2009-2010) yhdysvaltalaisten raskaana olevien naisten virtsan jodipitoisuuksien mediaani oli alhainen, 134 µg/l.[3] Maailman terveysjärjestön mukaan tämä mediaanitaso ei riitä antamaan sikiölle tarpeeksi jodia.[4] Muista, että lievä äidin jodin puute voi aiheuttaa kilpirauhasen toimintahäiriöitä ja neurologista heikkenemistä. Meta-analyysissä lapsia ja nuoria koskevasta kahdeksastatoista tutkimuksesta havaittiin, että jodin puute oli yhteydessä 13,5 prosenttiyksikköä alhaisempaan älykkyysosamäärään lapsilla ja nuorilla.[5]

Varhaisen jodilisän antamisen merkitys raskauden aikana tuli ilmi, kun tutkijat seurasivat kolmea ryhmää.[6] Kaikille kolmelle ryhmälle annettiin kaliumjodidia (KI) 200 µg/vrk. Muista, että jodin suositeltu saanti raskauden aikana on 220µg/vrk. Tutkimuksessa naiset jaettiin kolmeen ryhmään:

1. Ryhmä: Täydennettiin KI:llä 200 µg/vrk 4-6 raskausviikolla.
2. Ryhmä: Täydennettiin KI:llä 200 µg/vrk 12-14 raskausviikolla.
3. Ryhmä: Täydennettiin KI:llä 200 µg/vrk synnytyksen jälkeen.

Kaikille näille äideille syntyneille lapsille tehtiin neurokognitiivinen arviointi 18 kuukauden iässä ja tulokset raportoitiin kehityskertoimena (DQ). DQ, joka on samanlainen kuin IQ-mittaus, käytetään lapsen toimintakyvyn vertaamiseen normatiiviseen ryhmään. Sekä ÄO:n että DQ:n osalta keskiarvo on 100. Tutkijat havaitsivat merkittävän eron DQ:ssa kolmen ryhmän välillä. Kuten kuviosta 17 (seuraava sivu) nähdään, ryhmän 1 lapsilla, jotka saivat jodilisää ensimmäisenä, oli korkein keskimääräinen DQ-pistemäärä, 102. Ryhmässä 2, jolle annettiin jodilisää toisen raskauskolmanneksen alussa, DQ oli 92, kun taas ryhmässä 3 DQ oli 87.

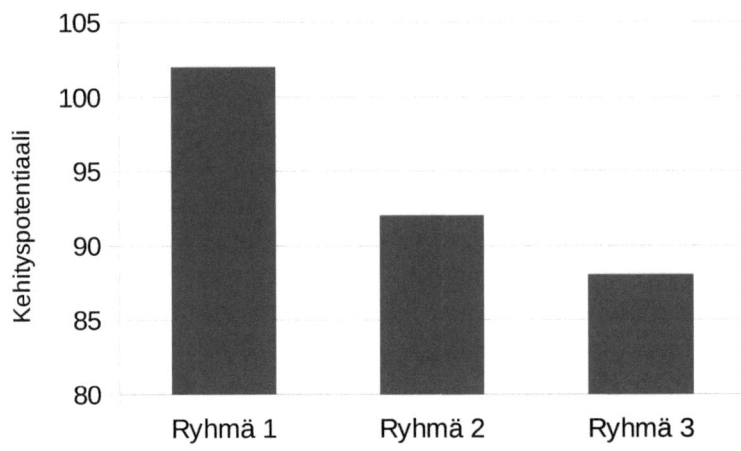

Kuva 17: Jodilisä ja älykkyysosamäärä IQ

Tutkimuksen tekijät raportoivat, että neurobiologinen suorituskyky oli viivästynyt 36 %:lla lapsista ryhmässä 3, 25 %:lla lapsista ryhmässä 2, mutta ei yhdelläkään lapsella ryhmässä 1. He tiivistivät tämän tutkimuksen toteamalla: "Viivästyminen 6-10 viikkoa jodilisän antamisessa raskauden alussa lisää neurologisen kehityksen viivästymisen riskiä jälkeläisissä."

2. Koulutuskyvyn heikkeneminen

Tutkijat olettivat, että jodin puutoksesta kärsivien äitien synnyttämillä lapsilla olisi huonompi koulumenestys, kuin lapsilla, jotka syntyivät riittävästi jodia saaneille äideille. Yhdeksän vuotta myöhemmin lievästi jodivajeisten (virtsan jodi<150μg/l) äitien lapsia verrattiin lapsiin, joiden äideillä ei ollut jodin puutetta. Kolmannella luokalla jodipuutteisten äitien lapsilla oli 10 % vähemmän kirjoitustaitoa, 8 % vähemmän kieliopin taitoa ja 6 % vähemmän englanninkielen lukutaitoa.[7]

Riittävä jodipitoisuus ennen raskautta

On tärkeää varmistaa nuorten naisten riittävä jodipitoisuus ennen raskautta. Jotta sikiö voi kehittyä normaalisti, äiti tarvitsee riittävästi jodia. Raskauden aikainen jodin puute on yhdistetty moniin lasten sairauksiin, kuten tarkkaavaisuushäiriö, ADHD, masennus, kretinismi, kääpiökasvuisuus ja kehitysvammaisuus. Jodin puute on yhdistetty myös lasten huonoon pituuteen ja luiden kypsymiseen.[8] [9] Lisäksi jodipuutteisilla alueilla vastasyntyneiden eloonjäämisaste on heikentynyt. Itse asiassa vastasyntyneiden kuolleisuuden on osoitettu vähenevän yli 50 prosenttia, kun jodin puute korjataan.[10] Valitettavasti joditasojen nähdään laskevan edelleen suurimmalla osalla amerikkalaisista. Luvussa 13 esitetään lisää tietoa jodin annostelusta raskauden aikana.

Jodi ja hormonit

Kasvuhormonin puutos on lapsilla ja aikuisilla esiintyvä tila, jossa aivolisäke ei pysty tuottamaan tuottaa riittäviä määriä ihmisen kasvuhormonia. Lasten kasvuhormonin puutos ei ole harvinaista. Arviolta 1/4000-1/10 000 lapsella on kasvuhormonin puutos.[11] Ihmisen kasvuhormonin puutteen esiintyvyys lapsilla näyttää olevan kasvussa.

Miksi ihmisen kasvuhormonin puutos on niin yleinen? Alhainen jodipitoisuus voi olla selitys tähän. Tutkijat ovat olettaneet, että "jodia saavien jodipuutteisten lasten kasvun paraneminen johtuu todennäköisesti kilpirauhasen toiminnan paranemisesta, sillä sekä kilpirauhashormonin ja ihmisen kasvuhormoni ovat välttämättömiä normaalin kasvun ja kehityksen kannalta."[12] Samat tutkijat raportoivat tutkimuksesta, jossa oli mukana vakavasti jodipuutteisia lapsia, joille annettiin jodia. Kirjoittajat raportoivat, että kilpirauhasen toiminta, ihmisen kasvuhormoni ja somaattinen kasvu lisääntyi merkittävästi hoidetussa ryhmässä verrattuna hoitamattomaan ryhmään.

Tutkijat tutkivat kolmea lapsiryhmää selvittääkseen, parantaako jodin lisäys kasvuhormonitasoja ja somaattista kasvua jodipuutteisilla lapsilla. Tutkimukset olivat kaksoissokko seurantatutkimuksia, kolmelta maailman alueelta - Marokosta, Albaniasta ja Etelä-Afrikasta. Kaikissa kolmessa tutkimuksessa jodilisäys lisäsi virtsan jodipitoisuuksia ja johti kasvuhormonin (IGF-1) nousuun. Kahdessa kolmesta paikasta jodin täydentäminen johti kilpirauhashormonipitoisuuden sekä paino- ja pituuspisteiden nousuun.[13]

Sekä kilpirauhashormoni että ihmisen kasvuhormoni ovat välttämättömiä normaalille kasvulle ja kehitykselle.[14][15] Lapsella (tai yksilöllä, joka ei ole täysin aikuinen) ihmisen kasvuhormoni edistää pituuskasvua. Aikuisilla ihmisen kasvuhormoni ei stimuloi pituuskasvua, mutta sillä on monia muita hyödyllisiä vaikutuksia elimistössä, kuten parantunut lihasten kasvu, rasva-aineenvaihdunta ja energiantuotanto. Jos haluat lisätietoja ihmisen kasvuhormonista aikuisilla, suosittelen lukijalle kirjaani *The Miracle of Natural Hormones 3. painos.*

Joditaso laskee hedelmällisessä iässä

Tutkijat ovat raportoineet hedelmällisessä iässä olevien ja raskaana olevien naisten jodipitoisuuksien laskusta jo yli 40 vuoden ajan. Muistutetaan (luku 2), että kansallisen terveys- ja ravitsemustutkimuksen (National Health and Nutrition Examination Survey) mukaan (NHANES) on havaittu, että viimeisten 40 vuoden aikana (1970-2010) jodipitoisuudet ovat laskeneet Yhdysvalloissa yli 50 prosenttia. Itse asiassa viimeisimmissä NHANES-tiedoissa todettiin, että lähes 60 prosenttia yhdysvaltalaisista hedelmällisessä iässä olevista naisista oli jodin puutteessa.[16] Uskon, että tämä jodin saannin väheneminen on vaikuttanut merkittävästi ja ehkä myös aiheuttanut käyttäytymishäiriöitä (ADHD) ja tunne-elämän ongelmia (masennus), jotka vaikuttavat lapsiimme. Lisäksi se ruokkii kilpirauhasongelmien epidemiaa.

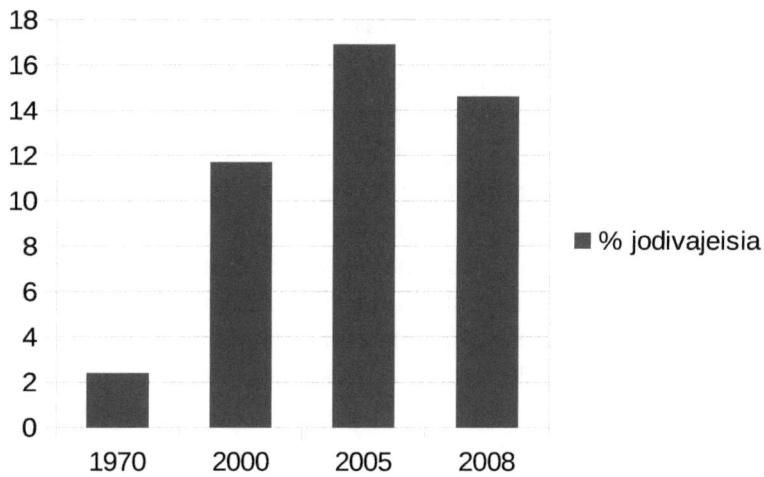

Kuva 18: Jodipitoisuudet ajan mittaan

Maailman terveysjärjestö WHO on ilmoittanut, että virtsan jodipitoisuus alle 50µg/l (pistokoe virtsasta) on merkki keskivaikeasta tai vakavasta jodin puutteesta. Virtsan jodipitoisuus on alle 20µg/l katsotaan vakavaksi jodin puutteeksi.[17] Yhdysvaltojen väestön osuus, jolla on keskivaikea tai vakava jodin puute (alle 50µg/l virtsassa) on kasvanut yli 450 prosenttia vuodesta 1970 vuoteen 2000: NHANES I:n (1970) 2,6 prosentista 11,7 prosenttiin NHANES II:ssa (2000).[18] Valitettavasti asia on vain pahentunut. Tutkijat raportoivat vuonna 2005, että 16,8 prosentilla hedelmällisessä iässä olevista naisista oli ollut kohtalainen tai vakava jodin puute. Vuonna 2008, viimeisimmissä saatavilla olevissa tiedoissa, 14,6 prosentilla hedelmällisessä iässä olevista naisista todettiin kohtalainen tai vakavan jodin puute.[19] Kuva 18 esittää keskivaikean tai vakavan jodin puutteen yleistymisen viimeisten 38 vuoden aikana.

Tutkimuksessa, johon osallistui 100 tervettä, raskaana olevaa bostonilaista, havaittiin, että 50 prosenttia heistä nautti jodia alle suositellun jodin päiväannoksen (220 µg/vrk) ja 9 prosentilla oli keskivaikea tai vakava jodin puutos (alle 50 µg/vrk virtsa-analyysin perusteella).[20]

Loppuarviointi

Jodi on sikiön normaalin neurologisen kehityksen kannalta ratkaisevan tärkeä aine. Valitettavasti jodin puute ei ole harvinainen Yhdysvalloissa. Muistakaa, että jodipitoisuudet ovat laskeneet yli 50 prosenttia neljänkymmenen viime vuoden aikana. Lisäksi jodin puutos on lisääntynyt epidemianomaisesti hedelmällisessä iässä olevilla naisilla. Ellemme korjaa tätä kansanterveysongelmaa, en usko, että Yhdysvaltojen lapsiterveys paranee. Seuraavassa luvussa laajennetaan tätä käsitettä.

En voi tarpeeksi korostaa tätä seikkaa: on tärkeää, että jokainen nainen testauttaa jodipitoisuutensa ennen raskautta ja täydentää jodia tarvittaessa.

Kuinka paljon jodia se on? Optimaalisessa tilanteessa annos tulisi yksilöidä kullekin henkilölle sopivaksi. Monet eivät kuitenkaan löydä jodia tuntevia terveydenhuollon ammattilaisia. Tutkijat uskovat japanilaisten keskimääräisen jodin saannin olevan noin 12-13 mg/vrk. En ole havainnut ongelmia tämän annoksen kanssa suurimmalla osalla hoitamistani potilaista.

Vielä yksi viimeinen ajatus; muistakaa, että on tärkeää varmistaa riittävä jodin saanti kaikenikäisille - se tarkoittaa myös lapsia heidän syntymänsä jälkeen. Lisätietoa jodin annostelusta lapsuudessa on luvussa 10.

[1]Thyroid. Vol. 21 N. 4. 2011
[2]CDC.gov . NHANES-tiedot.
[3]Thyroid. Vol. 23. N. 8. 2013 p. 927-937
[4]Pediatric and Perinatal Epidemiology. 2012. 26 (Suppl. 1), 108-117.
[5]In Stanbury, JB (toim.). The Damaged Brain of Jodine Deficiency. N.Y. 1994pp. 195-2000 g
[6]Thyroid. Vol. 19. N. 5. 2009. 511-519

[7]Clin. Endocrin. And Metab. 98:1954-62. 2013 2
[8]Int. J Vit. Nutr. Res. 65:199-205 1995 2
[9]Ind. J. of Public Health. 40:10-12 1996
[10]Lancet. 1997. Sep. 13; 350(9080):771-3.
[11]osoitteesta http://www.lilly.ca/searchable/cons/children.htm. Saatu 11.15.08.
[12]J. Clin. Endocrin. Metab. E Pub ahead of print. 11.21.08 doi:10.1210/jc.2006-1901.
[13]J. of Clin. Endocrin. and Metab. Feb. 1, 2007, \bl. 92, N. 2. s. 437-442.
[14]Proc. Natl. Acad. Scie. USA 75:45-49 1978
[15]Pediat. Res. 52: 137-47 2002
[16]Thyroid. Vol. 21 N. 4. 2011
[17]WHO/NHD/01.1
[18]CDC.gov
[19]Thyroid. Vol. 21 N. 4. 2011
[20]Thyroid. 2004; 14:327-8

Luku 10: lasten ADHD, autismi ja jodi

Dawson, 7vuotias, teki vanhempansa ja opettajansa hulluiksi. "Hän on jatkuvasti liikkeellä. Hän ei pysty kiinnittämään huomiota. Hän ei pysty keskittymään. Hänen opettajansa valittavat aina minulle", Dawsonin äiti (Stephanie) kommentoi. Kun tapasin Dawsonin, hänen peruslämpötilansa oli alhainen (95,7 astetta $F°$, normaali 97,8-98,2 astetta $F°$). Alhainen kehon peruslämpötila voi liittyä kilpirauhasongelmiin. Stephanie kertoi minulle myös, että Dawson oli kärsinyt vakavasta ummetuksesta jo vuosia. Ummetus on merkki kilpirauhasen vajaatoiminnasta. Dawsonilla oli myös hyvin hitaat refleksit. Dawsonin verikokeet eivät viitanneet kilpirauhasongelmaan, mutta virtsakoe osoitti, että Dawsonin jodipitoisuus oli alhainen. Hänen valitustensa ja alhaisen lämpötilansa vuoksi laitoin Dawsonille pienen annoksen kuivattua kilpirauhashormonia (Armour® thyroid ¼ grain) ja jodia (6,25 mg Jodoral®). Annoin Stephanelle myös neuvoja ruokavalion parantamiseksi. Muutamassa päivässä Stephanie huomasi Dawsonissa tapahtuneet myönteiset muutokset. Itse asiassa hän lähetti minulle sähköpostia, jossa luki:

"Ajattelin, että haluaisit nähdä Dawsonin todistuksen viimeisimmät kommentit (liitteenä). Hän oli ennen varautunut eikä halunnut olla sosiaalisessa kanssakäymisessä ihmisten kanssa. Hän on käyttänyt Armour® kilpirauhasta nyt kuusi viikkoa, ja opettaja on huomannut, että hänen persoonallisuutensa ja tarkkaavaisuutensa on muuttunut. Ehkä kaikki lapset, joilla diagnosoidaan ADD/ADHD, kärsivätkin todellisuudessa kilpirauhasen vajaatoiminnasta. Olen niin kiitollinen siitä, että hän sai apua. Äitini kommentoi pääsiäisenä, *että Dawson oli kuin eri lapsi. Olen samaa mieltä. Dawson ei voinut istua tuolissaan ateria-aikaan. Hän oli ylös ja alas ja ylös ja alas. Se teki meidät hulluiksi. Nyt hän istuu koko aterian ajan ja syö. En ole kuullut, että hänen vatsaansa sattuisi (mitä oireita oli ennen joka yö) sen jälkeen, kun hän sai kilpirauhaslääkkeitä ensimmäisen viikon ajan. "*

Dawsonin tapaus ei ole ainutlaatuinen. Jokaiselle lapselle, jolla on ADHD-diagnoosi tai -oireita, on tehtävä täydellinen ravitsemuksellinen ja hormonaalinen arviointi. Psykoaktiivisia lääkehoitoja tämän sairauden hoitoon tulisi käyttää vasta viimeisenä keinona. Monet ADHD:sta kärsivistä nuorista potilaista reagoivat myönteisesti kokonaisvaltaiseen lähestymistapaan, johon kuuluu ruokavalion puhdistaminen. Lisätietoja terveellisen ruokavalion toteuttamisesta löytyy oppaasta *The Guide to Healthy Eating.*

Jokaisella luennollani minulle esitetään poikkeuksetta kysymys: "Tarvitsevatko lapset jodia?" Nopea vastaus on "kyllä". Tässä luvussa annetaan selitys tämän vastauksen taustalla.

Maailman terveysjärjestö arvioi, että yli 285 miljoonalla kouluikäisellä lapsella maailmassa on jodin puute.[1] Aivan kuten aikuiset tarvitsevat jodia, myös lapset tarvitsevat sitä. Koska lasten aivot kasvavat ja kehittyvät päivittäin, voi lasten riittävä jodin saanti ruokavaliossa olla tärkeämpää kuin aikuisten. Tässä luvussa kerrotaan, miten tärkeää on jodilisän antaminen ennen raskautta ja jodilisän jatkamisen tarpeellisuus kaikenikäisille lapsille.

Maailman terveysjärjestö WHO on suositellut, että lasten päivittäinen jodin saanti tulisi olla:[2]

90 µg esikouluikäisille lapsille (0-59 kk).

120 µg koululaisille (6-12-vuotiaat).

150 µg aikuisille (yli 12-vuotiaille)

200 µg raskaana oleville ja imettäville naisille

Mielestäni nämä suositukset eivät riitä varmistamaan riittävää jodipitoisuutta lapsillemme tai aikuisille. Jodin puutteen seuraukset lapsuudessa voivat olla tuhoisia. Näytän, miten tarkkaavaisuus- ja ylivilkkaushäiriön (ADHD) kasvava esiintyvyys voi olla suoranaisesti yhteydessä jodin puutteeseen. Lapset kärsivät epidemianomaisesti tunne-elämän ja mielenterveyden häiriöistä kuten tarkkaavaisuus- ja ylivilkkaushäiriöstä (ADHD) ja masennuksesta. Arvioiden mukaan 7-16 % kouluikäisistä lapsista kärsii ADHD:sta.[3] ADHD ei ole mielialaa muuttavan lääkkeen puute, vaan se on seurausta ravitsemuksellisesta ja hormonaalisesta epätasapainosta. Jodi on yksi tällainen ravitsemuksellinen kohde, joka on optimoitava kaikilla lapsilla, erityisesti niillä, joilla on ADHD.

Jodi ja ADHD

ADHD:tä diagnosoidaan epidemianomaisesti. Miksi ADHD:tä esiintyy niin paljon? Ei ole epäilystäkään siitä että, jos Big Pharmalla on saatavilla lääke jonkin sairauden hoitoon, se mainostaa sitä suoraan kuluttajille jolla pyritään lisäämään lääkkeen tunnettavuutta ja käyttöä voittojen maksimoimiseksi. Uskon, että ADHD on ylidiagnosoitu ja että sitä hoidetaan liikaa. Tämän sanottuani uskon kuitenkin, että viimeisten 40 vuoden aikana ADHD-käyttäytyminen on yleistynyt.

Monet kokeneet opettajat raportoivat oppilaiden ADHD-käyttäytymisen yleistymisestä heidän toimikautensa aikana. Tällä hetkellä monissa lapsissa on selvästi jotain sellaista, joka ei salli heidän keskittyä kunnolla ja saa heidät käyttäytymään sopimattomasti.

En usko, että ADHD on tila, joka johtuu mielialalääkkeen, kuten Ritalin®:n tai Concerta®:n puutteesta. Uskon, että ADHD on tila, joka johtuu suurelta osin ravitsemuksellisesta ja hormonaalisesta epätasapainosta sekä lisääntyneestä myrkyllisestä kuormituksesta.

Olen saanut hyviä tuloksia ADHD-lasten, sekä muiden lasten kanssa, joilla on käytös- ja tunne-elämän ongelmia ravitsemushoidoilla ja myrkkyjen poistolla.

Tutkimukset ovat osoittaneet, että jodivajeen korjaaminen jodipuutteisessa väestössä vähentää ADHD:n esiintyvyyttä. Kokemukseni on osoittanut, että jodin puutetta esiintyy yli 96 prosentissa lähes 6 000 potilaasta, jotka on testattu vastaanotollani. Tähän sisältyy monien lasten testaaminen. Vaikka näen enemmän aikuisia kuin lapsia, olen havainnut, että jodin puutetta esiintyy lapsilla täsmälleen yhtä usein kuin aikuisilla - yli 96 prosentilla.

Italialaiset tutkijat vertasivat 16 naista jodipuutteiselta alueelta Italiasta 7 naiseen jodipitoisemmalta alueelta Italiasta. Kaikki naiset olivat raskaana. Jodipuutteiselta alueelta tulleilla naisilla oli kilpirauhashormonitaso (kokonais-T4 ja vapaa-T4) oli alentunut ja TSH oli koholla verrattuna korkeamman jodipitoisuuden alueeseen.

Tästä tutkijat päättelivät seuraavasti: "Hypoteesina on, että äidin kilpirauhashormonin epätasapaino raskauden aikana endeemisen jodin puutteen seurauksena voi olla vastuussa heikentyneestä psykoneurologisesta kehityksestä, jota on havaittu kyseisen alueen lapsilla. Asianmukainen jodin ja/tai tyroksiinin antaminen kyseisellä alueella asuville naisille voi ehkäistä hermostollisen käyttäytymisen, kognitiivisen ja motorisen kehityksen vaarantumista kyseisessä väestössä."[4]

Jatkotutkimuksissa havaittiin, että jodiköyhillä alueilla asuvien naisten lapsilla esiintyi enemmän ADHD:tä verrattuna runsasjodisella alueella asuvien naisten lapsiin. Kymmenen vuoden seurannan jälkeen tutkijat havaitsivat, että ADHD oli diagnosoitu 11/16:lla (69 %) jodipuutteisella alueella, mutta ei yhdelläkään (0/11) runsasjodisella alueella. Lisäksi älykkyysosamäärä oli 11 pistettä alempi jodiköyhän alueen lapsilla verrattuna runsasjodisen alueen lapsiin. 11 pisteen lasku älykkyysosamäärässä voi merkitä eroa menestyvän lapsen ja ongelmalapsen välillä.

137

Autismi ja jodin puute

Autismi on lisääntynyt hälyttävää vauhtia. Vuonna 1980 arvioitiin, että autismia esiintyisi 1/10000 lapsella. Vuonna 1995 CDC arvioi, että 1/500 lapsesta kärsi autismista. Vuonna 2008 autismia oli 1/88 lapsella. Vuoden 2008 luvut kuvastavat 78 prosentin kasvua kahdeksassa vuodessa ja huikeaa 11 400 prosentin kasvua vuodesta 1980. CDC:n autismianalyysit esitetään taulukossa 7.[5]

Taulukko 7: Autismiluvut 1980 - 2008

Seurantavuosi	Syntymävuosi	Autismin määrä
1980	1972	1/10 000
1995	1987	1/500
2000	1992	1/150
2002	1994	1/150
2004	1996	1/125
2006	1998	1/110
2008	2000	1/88

Näitä lukuja on vaikea uskoa. Miksi autismi on lisääntynyt niin nopeasti? On monia teorioita, joilla yritetään selittää autismin yleistymistä: muun muassa lasten altistuminen myrkyllisille aineille rokotteiden vaikutuksesta, elohopea ja/tai torjunta-aineet. Lisäksi jotkut uskovat, että autismin lisääntyminen liittyy autismin ylidiagnosointiin. Autismin ylidiagnosointi ei kuitenkaan voi selittää havaittua epidemiallista kasvua. Yksi huomiotta jäänyt syy autismin epidemiallista lisääntymistä voisi olla jodin puute.

Tutkijat ovat raportoineet jodin vähenemisestä väestössä ja samanaikaisesta autismin lisääntymisestä Yhdysvalloissa, Uudessa-Seelannissa, Australiassa, Englannissa ja Italiassa.[6789]

Miksi lapset tarvitsevat jodia

Lapset (ja aikuiset) tarvitsevat jodia hormonitoiminnan normaaliin muodostumiseen ja ylläpitoon (esim. kilpirauhanen ja munasarjat) sekä aivojen normaaliin kehitykseen. Riittämättömät jodipitoisuudet, kuten aiemmin mainittiin, luovat pohjan huonolle kehitykselle ja elinikäisille oppimisvaikeuksille.

Uskon, että lasten joditarve on kasvanut viimeisten 30 vuoden aikana, aivan kuten aikuistenkin jodivaatimukset. Tärkein syy siihen, että vaatimukset ovat kasvaneet, on lisäaltistuminen goitrogeeneille, kuten bromille, fluorille ja kloorijohdannaisille. Jodilisä voi toimia goitrogeenialtistuksen vastalääkkeenä.

Kliininen- ja laboratoriokokemukseni ovat selvästi osoittaneet, että bromidimyrkytystä esiintyy epidemian mittasuhteissa. Olen jatkuvasti havainnut, että bromidimyrkytystä esiintyy useimmilla ihmisillä. Lisätietoja bromidista on luvussa 11.

Miten testata lapsia jodin osalta

Lapset voidaan aikuisten tavoin testata jodin riittävyyden toteamiseksi. Jodirasitustestiä käsitellään luvussa 13. Lapsille voidaan tehdä myös jodirasituskoe, mutta heidän jodiannostustaan on pienennettävä. Jos lapsi painaa alle 36 kg, hän voi ottaa 12,5 mg jodia/jodidia (1 Iodoral-tabletti tai 2 tippaa Lugolin liuosta) aamulla. Sen jälkeen kerätään 24 tunnin virtsa ja näyte lähetetään tutkittavaksi. On tärkeää ilmoittaa laboratoriolle, että kyseessä on lapsi, jota tutkitaan, ja että lapsi ei ole ottanut tavanomaista aikuisen latausjodimäärää (50 mg). Molemmat laboratoriot (FFP ja Hakala), jotka on lueteltu kirjan liitteessä suorittavat lasten jodirasitustutkimuksia. Lapsille voidaan tehdä myös pistokoe virtsasta. Tämä voidaan tehdä ensimmäisenä aamuvirtsanäytteenä. Pistokoe virtsatesti on tarkka vain niille, jotka eivät käytä jodilisää. Kun lapsi on alkanut jodin lisäämisen, asianmukainen testi on edellä kuvattu 24 tunnin jodirasitustesti.

Jodin annostelu lapselle

Kuinka paljon jodia täydennät lapselle? On tärkeää muistaa, että jokainen yksilö on ainutlaatuinen biokemiallinen henkilö. Mikään annos ei sovi kaikille. Kokemukseni on osoittanut, että jodi (jodin ja jodidin muodossa) annettuna 0,25 mg/kg/vrk (tai 0,2 mg/paunaa/vrk) on likimääräinen määrä jodia, joka riittää useimmille lapsille. En kuitenkaan suosittele, että lapselle annetaan jodia ilman jodia tuntevan terveydenhuollon ammattilaisen ja asianmukaisten laboratoriotutkimusten seurantaa.

Loppuarviointi

Tarvitsevatko lapset jodia? Epäilemättä vastaus on "kyllä". Lapset tarvitsevat riittävästi jodia rauhaskudoksen normaalin rakenteen muodostamiseen sekä kilpirauhasen ja koko hormonitoiminnan optimaaliseen toimintaan.

Johtuen jatkuvasta ja tasaisesta altistumisesta myrkyllisille goitrogeeneille, jotka ovat niin yleisiä nykyaikaisessa ympäristössä, jodilisä on tärkeämpää kuin koskaan, erityisesti lapsilla. Uskon, että jodin puute on yksi ADHD:n ja autismin pääasiallisista syistä tai pääasiallinen syy. Tällä hetkellä ADHD ja autismi esiintyvät epidemianomaisesti. Nämä sairaudet eivät johdu vaarallisen psykotrooppisen lääkityksen puutteesta. Minusta ne molemmat viestivät siitä, että elimistössä on epätasapaino ja kyseiset sairaudet ovat erityisesti merkki ravitsemuksellisesta ja hormonaalisesta epätasapainosta. Yhdysvaltojen nopeasti laskevat joditasot voisivat selittää, miksi kärsimme sekä ADHD:n ja autismin että muiden lapsuusiän käyttäytymis- ja terveysongelmien epidemiasta.

Jodin puutteen korjaamista olisi pidettävä kansallisena hätätilanteena, johon Yhdysvaltain viranomaisten pitäisi puuttua hallituksen korkeimmilla tasoilla. Tulevaisuutemme - lastemme - terveys on romahtamassa. Kaikki ei kuitenkaan ole välttämättä näin synkkää. Kuten Dawsonin tapauksessa tämän luvun alussa käy ilmi, sairauden perimmäisen syyn löytäminen ja asianmukaisten hoitojen aloittaminen voivat kääntää tämän kehityksen. Jodin puute on tunnistettava ja hoidettava sekä lapsilla että aikuisilla.

[1]Lancet. 362:1859-60. 2003
[2]www.emro.who.int/nutrition/PDF/IDD.PDF luettu 11.15.08
[3]Archives of Pediatrics and Adolescent Med. 2002; 156:217-224
[4]Clin. Endocr. 1005 huhtikuu; 42(4)/ 409
[5]http://www.cdc.gov/ncbddd/autism/data.html   7.1.13   g   Brit.   Med.   J.
[6]2004:328:227
[7]Arch. Des. Child. Fetal Neonatal Ed. 2004. Sep; 89(5):F436-9.
[8]Med. J. Aust. 2003; 178(4):159-162
[9]Asia Pac. J. Clin. Nutr. 2003; 12. Suppl. S15

Luku 11: myrkylliset halogeenit bromi ja fluori

Jodi kuuluu alkuaineryhmään, jota kutsutaan halogeeneiksi. Halogeenit ovat alkuaineiden ryhmä, jotka muodostavat natriumin ja useimpien metallien kanssa samankaltaisia suolayhdisteitä. Halogeenejä ovat bromi, kloori, fluori, jodi ja astatiini. Kemian harrastajille halogeenit ovat jaksollisen järjestelmän pääryhmässä 7.

Bromi

Bromi löydettiin vuonna 1826. Bromidi (bromin pelkistetty muoto) imeytyy nopeasti suolistossa. Bromi on jaksollisessa järjestelmässä juuri jodin yläpuolella. Koska bromin koko ja paino on hyvin lähellä jodia, nämä kaksi ainetta voivat kilpailla keskenään sitoutumisesta elimistöön, erityisesti kilpirauhasessa. Koska bromi on kooltaan ja muodoltaan samanlainen kuin jodi, sillä on kyky sitoutua jodireseptoreihin elimistössä.

Bromia on kuitenkin pidettävä elimistölle myrkyllisenä alkuaineena ja sitä on vältettävä. Kun bromi sitoutuu kilpirauhasen jodireseptoreihin, se häiritsee kilpirauhasen normaalia toimintaa. Kilpirauhanen käyttää jodia kilpirauhashormonin valmistukseen. Kun bromi korvaa jodin, kilpirauhasen tuottama kilpirauhashormoni voi olla bromattua eikä jodioitua. Kokemukseni on selvästi osoittanut että bromimyrkytys johtaa lukuisiin kilpirauhasongelmiin, mukaan lukien kilpirauhasen autoimmuunisairaudet, kuten esimerkiksi kuten Gravesin tauti ja Hashimoton tauti sekä kilpirauhasen vajaatoiminta. Koska jodi ja bromi kilpailevat toistensa kanssa imeytymisestä ja reseptoreihin sitoutumisesta, elimistö voi poistaa bromia vain, jos jodia on riittävästi saatavilla.

Bromimyrkytyksen (eli bromismin) on osoitettu aiheuttavan sekavuutta, psykomotorista hidastumista, skitsofreniaa ja hallusinaatioita.[1] Koehenkilöt, jotka nauttivat riittävästi bromidia, tuntevat itsensä tylsiksi ja apaattisiksi ja heillä on vaikeuksia keskittyä.[2] Bromidi voi myös aiheuttaa vakavaa masennusta, päänsärkyä ja ärtyneisyyttä. On epäselvää, kuinka paljon bromidia on imeydyttävä elimistöön, ennen kuin bromismin oireet ilmenevät. Bromidimyrkytyksen oireita voi esiintyä jo pienilläkin bromidipitoisuuksilla ruokavaliossa.[3] Pidä mielessä, että kun elimistössä ei ole riittävästi jodia, bromin myrkyllisyys voimistuu.

Bromia (tai sen pelkistettyä muotoa - bromidia) käytetään antibakteerisena aineena uima-altaissa ja porealtaissa. Sitä käytetään edelleen kasvien sumuttamiseen maataloudessa. Bromidilla ruiskutetuilla viljelykasveilla on todettu olevan kohonneita pitoisuuksia.[4] Bromidia käytetään myös termiittien ja muiden tuholaisten kaasuttamiseen. Vuonna 1981 Kaliforniassa käytettiin 6,3 miljoonaa kiloa bromidia. Vuoteen 1991 mennessä Kaliforniassa käytettiin 18,7 miljoonaa kiloa.[5] Bromin myrkyllisyydestä on raportoitu sitä sisältävien hiilihappopitoisten juomien yhteydessä (esim. Mountain Dew, AMP Energy Drink, jotkut Gatorade-tuotteet), jotka sisältävät bromattuja kasviöljyjä.[6]

Bromia on aiemmin ollut monissa yleisissä käsikauppalääkkeissä. Sitä käytetään yhä edelleen monissa reseptilääkkeissä. Yli 150 vuotta sitten bromia käytettiin lääketieteessä laajalti rauhoittavana lääkkeenä sekä kouristuskohtausten lääkkeenä. Bromin myrkyllisyyden vuoksi sitä ei enää käytetä monissa lääkkeissä. Bromia on kuitenkin edelleen joissakin lääkkeissä, kuten astman hoitoon tarkoitetuissa lääkkeissä ja sitä käytetään suolen ja virtsarakon toimintahäiriöihin (taulukko 8).

Mielestäni kaikkia bromia sisältäviä lääkkeitä ja elintarvikkeita on vältettävä. On hulluutta käyttää bromia missään muodossa (bromina tai bromidina) lääkkeenä. Eläinkokeet ovat osoittaneet, että bromidin saanti voi vaikuttaa haitallisesti jodidin kertymiseen kilpirauhaseen ja ihoon.[7] Tutkimukset ovat myös osoittaneet, että suuri bromidin saanti johtaa jodidin poistumiseen kilpirauhasesta ja korvautumiseen bromidilla.[8] Sen lisäksi eläinkokeet ovat osoittaneet, että bromidin nauttiminen voi aiheuttaa kilpirauhasen vajaatoimintaa.[9] Jodin puutteessa bromidin myrkyllisyys voimistuu. Siksi riittävän jodipitoisuuden ylläpitäminen on tärkeää, kun eletään ympäristössä, joka altistaa bromidille.

Taulukko 8: Nykyisin käytetyt bromidia sisältävät lääkkeet.

Lääke	Käyttöaihe
Atrovent-inhalaattori	Hengitysvaikeudet
Atrovent-nenäsumute	Hengitysvaikeudet
Ipratropium nenäsumute	Hengitysvaikeudet
Pro-Banthine	Virtsarakon toimintahäiriö
Pyridostigmiinibromidi	Vastalääke hermokaasulle
SpirivaS inhalaattori	Hengitysvaikeudet

Kuinka yleinen on bromidimyrkytys?

Valitettavasti bromidimyrkytys on hyvin yleinen. Itse asiassa bromidipitoisuudet ovat olleet korkealla tasolla jokaisella yli 1 000 potilaalla, jonka olen testannut. Kliininen kokemukseni on jatkuvasti osoittanut, että on olemassa suora korrelaatio sen välillä, kuinka sairas potilas on ja kuinka korkeat bromidipitoisuudet hänellä on. Pieni tutkimus jossa verrattiin rintasyöpäpotilaiden bromidipitoisuuksia kontrolliryhmään, jolla ei ollut rintasyöpää, osoitti, että bromidipitoisuudet olivat lähes kaksi kertaa korkeammat rintasyöpäryhmässä.

Tarkistin 32 uuden potilaan virtsan bromidierityksen, kuten alla näkyy. Nämä potilaat olivat kaikki uusia vastaanotollani. Pyysin heitä keräämään virtsansa 24 tunnin ajan ennen jodin ottamista ja sitten toistamaan sen. Uusi keräys tehtiin seuraavana päivänä 50 mg:n jodi/jodidikuorman ottamisen jälkeen. Alla olevasta kuvasta käy ilmi keskimääräiset tulokset. Bromidin todettiin olevan koholla kaikilla testatuilla potilailla.

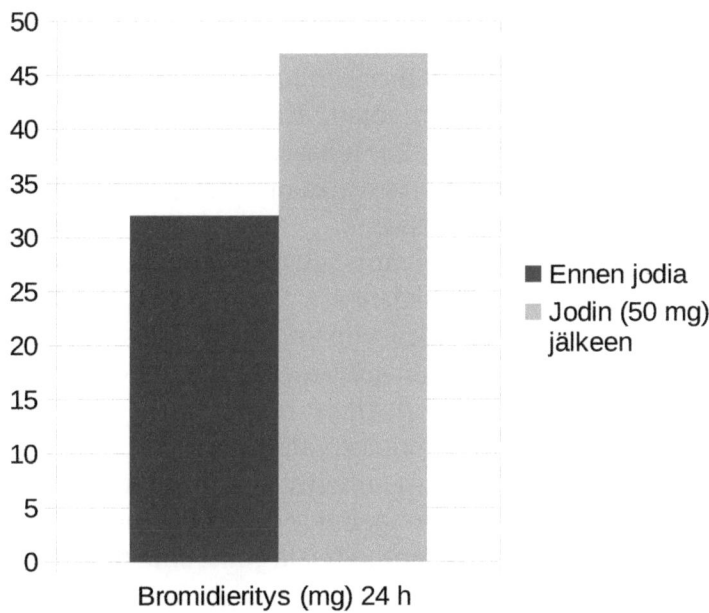

Bromidieritys (mg) 24 h

Kuva 19: Keskimääräiset virtsan bromidipitoisuudet ennen ja jälkeen jodin ottamisen.

Bromidille ei tunneta terapeuttista raja-arvoa. Sen vuoksi mikä tahansa bromidipitoisuus voi mahdollisesti olla aiheuttaa ongelmia. Kuvasta 19 näkyy, että jo ennen kuin potilaat ottivat jodia, he erittivät liikaa bromidia. Kun potilaat olivat ottaneet 50 mg jodia/jodidia, heidän bromidin erittymisensä lisääntyi lähes 50 % lähtötasosta. Jodin nauttiminen sai elimistön erittämään suurempia määriä bromidia. Tämä pieni tutkimus havainnollistaa jodin myrkkyjä poistavia vaikutuksia. Miksi bromidipitoisuudet ovat niin korkeat niin monilla ihmisillä? Seuraavissa jaksoissa vastataan tähän kysymykseen yksityiskohtaisemmin.

Leipomotuotteisiin lisätty bromi

EU:n alueella bromia ei käytetä lisäaineena ruokatarvikkeissa. Suomentajan huomautus.

Bromi on myrkyllinen alkuaine, jota ihminen ei saa nauttia ravinnoksi. Bromia pidetään goitrogeenina, joka on kemikaali, joka aiheuttaa kilpirauhasen struuman. Bromi häiritsee jodidin imeytymistä ja hyödyntämistä kilpirauhasessa.[10][11] Bromia ei ole syytä käyttää lääkkeissä eikä ole varsinkaan mitään syytä käyttää bromia tavallisessa elintarvikkeessa.

Jodia käytettiin 1960-luvun alussa leipomotuotteiden valmistusprosessissa, mukaan lukien leivän paakkuuntumisenestoaineena. Yksi viipale leipää sisälsi jopa 150 µg jodia, joka oli ja on yhä saantisuositus jodille. Vuonna 1965 USA:n terveyshallinto *National Institute of Health* raportoi, että keskimääräinen jodin saanti leipomotuotteista oli 726 µg jodia päivässä.[12] Joidenkin tutkijoiden mielestä tämä määrä jodia saattoi aiheuttaa kilpirauhasongelmia. Virheellinen huoli liiallisesta jodin saannista leipomotuotteista johti siihen, että jodi korvattiin bromilla 1980-luvulla.[13]

Tämä oli valtava virhe. Kuten aiemmista luvuista käy ilmi, jodin määrä jodin leipomotuotteissa ei ollut lähelläkään myrkyllistä tasoa. Jodin korvaaminen bromilla ei ainoastaan lisännyt jodin puutteen yleisyyttä, vaan se myös lisäsi bromin pitoisuuksia väestössä. Tämä yksittäinen teko, jossa välttämätön elementti - jodi - korvattiin goitrogeenilla - bromilla - saattaa olla vastuussa elimistön jodipitoisuuden nopeasta laskusta, jota olemme kokeneet viimeisten 40 vuoden aikana.

Bromin korvaaminen jodilla leipomotuotteissa on varmasti merkittävä osa jodin saannin vähenemistä Yhdysvalloissa. Vuodesta 1971 vuoteen 2000 National Health and Nutrition Survey -tutkimus (kansallinen terveys- ja ravitsemustutkimus NHANES) osoitti, että elimistön jodipitoisuus on laskenut Yhdysvalloissa 50 prosenttia.[14] Tämän tutkimuksen tekijät väittävät: "Tämä lasku saattaa osittain johtua elintarviketuotannon muutoksista."[15] Epäilemättä näiden kirjoittajien on täytynyt viitata jodin korvaamiseen bromilla.

Jodin vaikutuksia elimistöön on tarkasteltu aiemmissa luvuissa. Kilpirauhanen, rinnat, sylkirauhaset jne. ovat kaikki jodireseptoripaikkoja. Bromin sitoutuminen jodireseptoreihin näissä kudoksissa on tuhoisa. Kilpirauhasen tapauksessa kilpirauhashormonin tuotanto estyy. Bromin nauttiminen jodin puutostilassa pahentaa entisestään kilpirauhassairautta.

Fluoridi

Fluoridi kuuluu bromidin tavoin halogeeneihin. Yli 50 vuoden ajan American Dental Association on kannattanut fluoridin lisäämistä juomaveteen ennaltaehkäisevänä toimenpiteenä karieksen ehkäisemiseksi.

On kuitenkin paljon näyttöä siitä, että vesijohtoveteen lisätty fluoridi on tehoton karieksen ehkäisyssä. Uudessa-Seelannissa tehdyssä tutkimuksessa todettiin, että hampaiden reikiintymisasteissa ei ollut eroa vesijohtoveden fluorattujen ja fluorittomien alueiden välillä.[16] Vastaava tutkimus on toistettu muuallakin. Monet Euroopan maat ovat ymmärtäneet, että fluorin lisääminen vesijohtoveteen on virhe ja ovat lopettaneet vesijohtoveden fluoraamisen. Vesihuollon fluoraus on perustunut surkeaan tieteelliseen tietoon ja se aiheuttaa paljon enemmän haittaa kuin hyötyä.

Fluoraus on yhdistetty hampaiden fluoroosiin (hampaiden värjäytyminen), lonkkamurtumiin, luusyöpään, älykkyyden alenemiseen, munuaismyrkytykseen ja muihin kielteisiin vaikutuksiin. Koskaan ei ole tehty tutkimuksia, jotka todistaisivat, että pitkäaikaisesti nautitulla fluorilla olisi mitään myönteisiä vaikutuksia.

Fluoridin tiedetään olevan myrkyllinen aine. Fluoridin on osoitettu estävän kilpirauhasen jodin keräämistä.[17] Fluoridin havaittiin ensimmäisen kerran aiheuttavan kilpirauhasongelmia vuonna 1854, kun fluoridin todettiin aiheuttavan struuman koirilla.[18] Tutkimukset ovat osoittaneet, että fluoridi on paljon myrkyllisempää, kun elimistössä on jodivaje.

Tätä käsitettä havainnollistettiin 288 hiirellä tehdyssä tutkimuksessa, jossa hiirille syötettiin eri määriä jodia ja fluoridia. Tutkijat havaitsivat, että struuman (kilpirauhasen turvotuksen) esiintyvyys kasvoi fluorin saannin lisääntyessä vähäjodisessa ruokavaliossa.[19] Lisäksi tutkijat havaitsivat, että fluoridille altistuminen korreloi suoraan kilpirauhasen vähäisempään jodin saantiin sekä jodipuutteisen että jodipitoisen ruokavalion yhteydessä. Fluoridin myrkyllisyys kilpirauhaselle havaittiin, kun tutkijat seurasivat Himalajan kansaa Nepalissa. He tutkivat 648 koehenkilöä, jotka elivät vähäjodisilla alueilla, ja totesivat, että alueilla, joilla veden fluoripitoisuus oli korkein (0,23 ppm), oli korkein struuman esiintyvyys, lähes 70 %.[20] Muistakaa, että Yhdysvalloissa jodipitoisuus on laskenut huomattavasti viimeisten 40 vuoden aikana. Samana aikana suurin osa Yhdysvaltojen vesihuollosta on fluorattu ja fluoridipitoisuudet ovat keskimäärin noin 1ppm, mikä on huomattavasti korkeampi kuin Himalajan tutkimuksen fluoridi, joka saatiin veden mukana.

Monet yleisesti määrätyt lääkkeet sisältävät fluoria, mukaan lukien suositut SSRI-masennuslääkkeet. kuten Paxil ja Prozac. Mielenkiintoista on, että on raportoitu tämän tyyppisten masennuslääkkeiden lisäävän rintasyövän riskiä.[21] Monet fluoridia sisältävät lääkkeet on vedetty pois markkinoilta vakavien haittavaikutusten vuoksi. Näitä ovat muun muassa kolesterolia alentava lääke Baycol, Propulsid (vatsavaivoihin), Posicor (rytmihäiriölääke), Astemizole (allergialääke), Omniflox (antibiootti), Fen-Phen (laihdutuslääke), Pulsid (painonpudotukseen) ja monet muut.

Fluoridia käytetään edelleen monissa lääkkeissä, kuten taulukosta 9 käy ilmi. Uskon, että minkään lääkkeen ei pitäisi sisältää myrkyllisiä halogeeneja, fluoridi mukaan lukien. Mielenkiintoista on, että monet fluoratut lääkkeet on vedetty pois markkinoilta vakavien haittavaikutusten lisääntymisen vuoksi.

Taulukko 9: Nykyisin käytetyt fluoratut lääkkeet

148

Lääketyyppi	Kauppanimet
Vatsahappolääke	Prevacid
Ahdistuslääke	Dalmane
Masennuslääke	Prozac, Paxil, Celexa, Lexapro
Sienikasvustoa torjuva antibiootti	Diflucan
Ei-steroidi tulehduslääke	Celebrex, Cliniril
Steroidi	Decadron, Flonase, Flovent, Advair Diskus

Lisätietoja fluoridin myrkyllisyydestä on kirjassa: *The Devil's Poison. Dean Murphy, DDS*. Tämä kirja on erinomainen lähde, joka kertoo fluoridille altistumisen vaaroista.

Kloridi

Kloridi kuuluu jodidin, fluoridin ja bromidin tavoin halogeenien ryhmään. Kloridi on tärkeä solunulkoisen nesteen ainesosa. Kloridia on elimistössä suuri määrä - suunnilleen 100g. Klooria (kloridin hapetettu muoto) lisätään moniin tuotteisiin, kuten kunnalliseen veteen, uima-altaisiin ja porealtaisiin desinfiointiaineena. Sitä käytetään myös valkaisuaineena. Kloori on kuitenkin myrkyllinen aine.

Kloorin käytön sivutuotteena syntyy dioksiinia. Dioksiini on yksi myrkyllisimmistä syöpää aiheuttavista aineista, joita ihmiskunta tuntee. Se ei hajoa helposti ympäristössä. Kloori ja sen sivutuotteet liitetään synnynnäisiin epämuodostumiin, syöpään,[22] lisääntymishäiriöihin, mukaan lukien kuolleena syntyminen[23] ja immuunijärjestelmän heikkenemiseen.

Amerikkalaiset altistuvat suurelle määrälle klooria ja kloorin sivutuotteita, jotka ovat myrkyllisiä heidän terveydelleen. Tähän kuuluu altistuminen astianpesukoneen höyrylle, kun astianpesukoneen ovi avataan pesun jälkeen (klooria kuumennetaan ja yhdistetään pesuaineeseen). Lisäksi laajalti käytetty sokerinkorvike Sucraloosi (Splenda®) sisältää kloorattua pöytäsokeria.

Kukaan ei kiellä, etteikö olisi tärkeää, että juoma- ja uima-allasvesi olisi puhdasta ja että siinä ei olisi lainkaan bakteereita. Veden desinfiointiin on kuitenkin monia turvallisempia vaihtoehtoja, kuten jodi, vetyperoksidi, ultraviolettivalo ja otsoni, joilla voidaan korvata kloori.

Perkloraatti

Perkloraatti koostuu yhdestä klooriatomista, jota ympäröi neljä happiatomia. Sitä esiintyy luonnostaan ympäristössä, ja sitä voidaan myös valmistaa ihmisen toimesta. Perkloraatti voi syrjäyttää jodin sitoutumisen elimistöön. Se voi vahingoittaa jodin kuljetusmekanismia (NIS).[24] Perkloraatin on todettu pieninä pitoisuuksina aiheuttavan kilpirauhassyöpää, struumaa, kilpirauhasen vajaatoimintaa ja normaalin kuukautiskierron häiriöitä sekä immuunijärjestelmän heikkenemistä.[25]

Perkloraattia käytetään monissa tuotteissa, kuten autojen turvatyynyissä, nahan parkituksessa ja ilotulitteissa. Nykyään yksi perkloraatin tärkeimmistä tuotantokäytöistä on rakettipolttoaine. Kuusikymmentä vuotta sitten perkloraattia käytettiin kilpirauhasen liikatoiminnan lääkinnällisenä hoitona, koska se estää kilpirauhasen kykyä kerätä jodia. Ilman jodia kilpirauhanen muuttuu toimimattomaksi. 1960-luvulla perkloraatin käyttö lääkkeissä lopetettiin turvallisuusongelmien vuoksi.

Perkloraattialtistus on yhdistetty moniin vakaviin terveysongelmiin (taulukko 10). Kaikki nämä sairaudet liittyvät alentuneisiin jodipitoisuuksiin, kun elimistössä on liikaa perkloraattia.

Taulukko 10: Perkloraatin seuraukset
Rintasairaudet
Kilpirauhasen vajaatoiminta
Immuunijärjestelmän ongelmat
Vastasyntyneiden henkinen jälkeenjääneisyys
Neurologiset ongelmat
Sikiön heikko kehitys
Vastasyntyneen heikko kehitys
Kilpirauhassyöpä

Perkloraatti aiheuttaa edelleen merkittäviä terveysongelmia. Pohjavesi on saastunut suuressa osassa Yhdysvaltoja valmistetusta perkloraatista. Yhdeksänkymmentä prosenttia vuosittain valmistettavasta perkloraatista käytetään NASA:n, puolustusalan urakoitsijoiden ja ilmavoimien rakettipolttoaineena.[26] Suurin osa perkloraatista hävitetään suoraan maahan tai hylättyihin kaivoksiin.[27 28]

Koko Colorado-joen alaosa on perkloraatin saastuttama. Colorado-joen alaosa kastelee yli 1,8 miljoonaa hehtaaria maata, mikä kattaa yli 15 prosenttia maan viljelykasveista ja 13 prosenttia koko maan karjasta. Noin 20 miljoonaa amerikkalaista juo Colorado-joen vettä, joka on perkloraatin saastuttamaa. Itse asiassa ainakin 43 osavaltiossa on perkloraatilla saastunutta vettä.[29] Kun perkloraattia pääsee vesistöön, se voi säilyä pitkään.

Tutkijat vertasivat vastasyntyneiden kilpirauhasen toimintaa, jotka asuvat Yuman alueella Arizonassa Colorado-joen alajuoksulla, jossa juomavesi on perkloraatin saastuttamaa vastasyntyneisiin, jotka asuvat Flagstaffin alueella Arizonassa, jossa juomavesi ei ole saastunutta. Raketti- ja ohjusvalmistajien arveltiin olevan veden saastuttaneen perkloraatin lähde. Tuhatviisisataa vauvaa tutkittiin. Tulokset osoittivat Yuman imeväisillä kilpirauhasen toiminnan olevan merkittävästi alentunut verrattuna Flagstaffin lapsiin.[30] Perkloraattipitoisuuksien todettiin olevan koholla (EPA:n raja-arvojen yläpuolella) Yuman vesihuollossa ja Flagstaffin vesihuollossa niitä ei voitu havaita.[31] Perkloraatin tiedetään läpäisevän istukan ja se voi aiheuttaa kilpirauhasen toimintahäiriöitä kohdussa.[32] Kilpirauhasen toimintahäiriöt kohdussa tai syntymästä johtuvat häiriöt ovat suurin syy ehkäistävissä olevaan kehitysvammaisuuteen.[33]

Juomavesi ei ole ainoa perkloraattiin liittyvä ongelma. Syys- ja talvikuukausina viljeltävä salaatti Lounais-Yhdysvalloissa on erittäin suuria määriä perkloraattia. Jopa 70 prosenttia maan syksyn ja talvisalaatin tarjonnasta kastellaan perkloraatin saastuttamalla vedellä Colorado joen alajuoksulta.

Yli 130 kaupallista salaattinäytettä testattiin perkloraatin osalta. Näytteisiin sisältyi keräsalaattia, luonnonmukaisesti että tavanomaisesti viljeltyjä kasviksia ja vihanneksia. Merkittäviä määriä perkloraattia löytyi 83 prosentista testatuista salaattinäytteistä. Näytteissä ei ollut käytännössä mitään eroa luonnonmukaisesti ja tavanomaisesti kasvatetun salaatin välillä. On arvioitu, että syömällä salaattia talvikuukausina, 1,6 miljoonaa hedelmällisessä iässä olevaa amerikkalaista naista altistuu enemmän perkloraatille kuin EPA:n asettama suositeltu turvallinen annos.[34]

Perkloraattia on löydetty myös maitotuotteista ja ihmisen rintamaidosta. Toisessa tutkimuksessa tutkittiin 47 maitonäytettä 11:stä osavaltioista perkloraatin osalta. Merkittäviä määriä perkloraattia löytyi 98 prosentissa näytteistä (46/47). Rintamaitonäytteitä tutkittiin 36 kappaletta 18 osavaltiosta perkloraatin varalta. Kaikkien rintamaitonäytteiden todettiin sisältävän mitattavia määriä perkloraattia. Rintamaidon keskimääräinen perkloraattipitoisuus oli 500 prosenttia korkeampi kuin lehmämaidossa. Itse asiassa suhde oli käänteinen perkloraatti- ja jodidipitoisuuksien välillä äidinmaidossa: mitä korkeampi perkloraattipitoisuus, sitä pienempi jodidipitoisuus. Rintamaito on ainoa jodidin lähde imeväisellä, jota imetetään. Tutkimuksessa todetut korkeat perkloraattipitoisuudet saivat kirjoittajat päättelemään: "Raskaana olevien ja imettävien lasten suositeltavaa jodin saantia on ehkä tarkistettava ylöspäin."[35]

Perkloraatin on myös osoitettu aiheuttavan neurologisia ongelmia rotilla. Naaraspuolisten perkloraatille altistettujen tiineiden rottien jälkeläisissä havaittiin peruuttamatonta aivotoiminnan heikkenemistä.[36]

Muistakaa, että jodipitoisuudet ovat laskeneet Yhdysvalloissa yli 50 prosenttia viimeisten 40 vuoden aikana. Perkloraatti on myrkyllisempi aine jodivajeessa. Itse asiassa kaikki myrkylliset halogeenit ovat myrkyllisempiä jodivajeessa.

Lisäävätkö fluori ja bromi rintasyöpää

Tutkimukset siitä, että bromi ja fluori ovat elimistölle myrkyllisiä ovat selviä. Jodivajeessa bromidin ja fluoridin myrkyllisyys pahenee. Tein vastaanotollani tutkimuksen, jossa tarkasteltiin jodidi-, bromi- ja fluoridipitoisuuksien eroja kahdeksan rintasyöpään sairastuneen naisen ja kymmenen rintasyöpään sairastumattoman naisen välillä. Virtsan bromi- ja fluoridi mitattiin lähtötilanteessa, yhden päivän kuluttua 50 mg:n jodi/jodidiannoksen (Iodoral®) ottamisesta ja 30 päivän kuluttua 50 mg/päivä jodia/jodidia (Iodoral®) ottamisen jälkeen. Tulokset (kuva 20) järkyttivät minua.

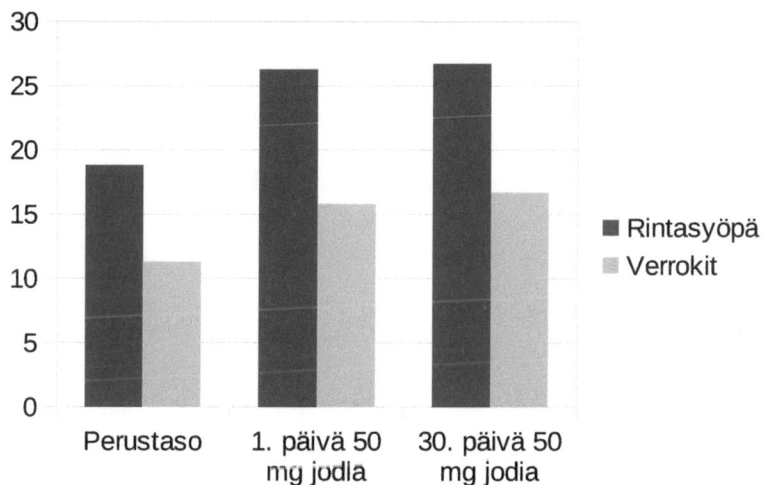

Kuva 20: Keskimääräinen bromidin erittyminen 8 rintasyöpään sairastuneella ja 10 terveellä verrokilla.

Jodipitoisuus oli alhainen kaikilla tutkituilla naisilla. Tämä ei ole yllättävää, koska kuten aiemmin tässä kirjassa on kuvattu, jodin puutetta esiintyy epidemianomaisesti.

Se, mikä minua järkytti, oli ero myrkyllisten halogeenien bromidin ja fluoridin pitoisuuksissa. Bromidipitoisuuksien todettiin olevan merkittävästi koholla rintasyöpään sairastuneilla verrattuna terveisiin verrokkeihin.

Fluoriditesteissä (kuva 21 seuraavalla sivulla) saatiin samankaltaisia tuloksia: rintasyöpään sairastuneilla fluoridipitoisuudet olivat korkeammat kuin terveillä verrokeilla. Vaikka fluoridipitoisuuksien ero ei ollut yhtä dramaattinen, kuin bromidipitoisuuksien ero, tulokset osoittavat, että rintasyöpäpotilaat keräävät ja pidättävät suurempia määriä myrkyllisiä halogeenejä, kuin terveet verrokit. Kuten aiemmin mainittiin, fluoridi on myrkyllinen halogeeni, jota tulisi välttää. Sen hampaiden reikiintymistä ehkäisevä vaikutus on vakavasti virheellinen ajatus, jonka suuri osa läntisestä maailmasta on hylännyt poistamalla fluorin vedestä. Paikallisesti käytettävällä fluorilla voi olla joitakin käytännön sovelluksia, kun sitä käytetään kasvaviin hampaisiin noin 3-13-vuotiaana. Aikuisten kohdalla fluorin nauttiminen vesijohtoverkostosta karieksen ehkäisemiseksi on virhe. Fluoridi ei estä reikiä ja se vaikuttaa satoihin eri entsyymeihin elimistössä ja aiheuttaa myös kilpirauhasen toimintahäiriöitä.

Tapa vähentää elimistön myrkyllisten halogeenien aiheuttamaa taakkaa on lisätä elimistön jodipitoisuutta. Kannattaa muistaa, että fluoridin ja bromin myrkyllisyys pahenee jodivajeen johdosta.

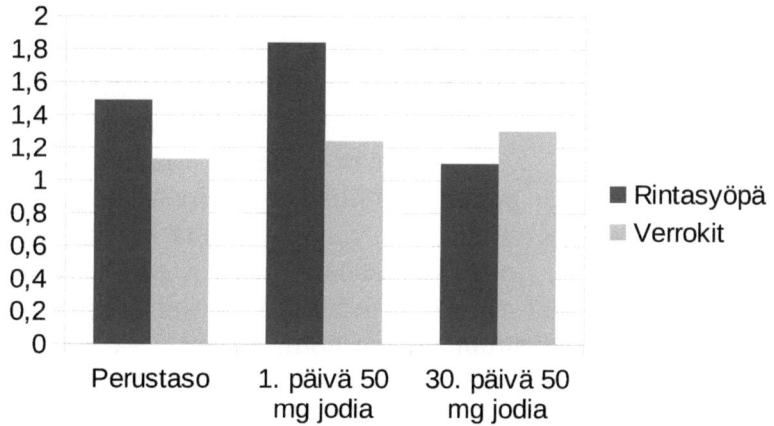

Kuva 21: Fluoridin erittyminen 8 rintasyöpään sairastuneella ja 10 muulla kuin rintasyöpään sairastuneella.

Jodin käyttö lisäravinteena ja osana kokonaisvaltaista ravitsemusohjelmaa helpottaa elimistön myrkkyjen poistoa ja auttaa elimistöä vähentämään myrkyllisiä halogeeneja.

Loppuarviointi

Elämme syöpäepidemian keskellä. Tällä hetkellä yksi kolmesta amerikkalaisesta sairastuu syöpään. Syöpää ei aiheuta kemoterapian, säteilyn tai leikkausten tarve. Syöpä on monitekijäinen sairaus, joka voitetaan vasta, kun syövän perimmäiset syyt selvitetään asianmukaisesti ja käsitellään perusteellisesti.

Ei ole epäilystäkään siitä, että altistumisemme myrkyllisille kemikaaleille lisääntyy samaan aikaan, kun elimistön ravinnetila heikkenee. Onko näin ollen mikään ihme, että syöpätapaukset saavuttavat epidemian mittasuhteet? Tällä hetkellä joka seitsemäs nainen (14 %) sairastuu rintasyöpään ja joka kolmas mies (33 %) eturauhassyöpään. Jodin puute yhdistettynä elimistömme lisääntyvään myrkkykuormitukseen voisi selittää paljon siitä, miksi väestön syöpään sairastuminen on niin yleistä.

Jodilisällä on useita myönteisiä vaikutuksia elimistöön, jotka ilmenevät monissa eri sairauksissa, kuten väsymystiloissa autoimmuunisairauksissa ja syövissä. On tärkeää, ettei varmisteta ainoastaan elimistön ravinteiden riittäviä tasoja, vaan myös autetaan elimistöä hyödyntämään näitä ravintoaineita tehostamalla myrkkyjen poistoa. Jodilisäys ei ainoastaan tarjoa arvokasta ravintoainetta elimistölle, vaan se auttaa myös kehon myrkkyjen poistossa, jota käsitellään seuraavassa luvussa tarkemmin. Uskon, että riittävän joditason varmistaminen on ratkaiseva tekijä auttamaan optimaalisen terveytesi saavuttamisessa.

[1]Levin, M. Bromidipsykoosi: neljä lajia. Am. J. Psych. 104:798-804, 1948

[2]Clark. G. Applied Pharmacology. Churchill, Lontoo. 1938

[3]Sangster, B., et al. Natriumbromidin vaikutus ihmiseen: A study in human volunteers with special emphasis on the endocrine and the central nervous system. Fd. Chem. Toxic., 21: 409-419, 1983.

[4]VanLeeuwen, FX. Bromidi-ionin toksikologia. Crit. Rev. Toxicol. 1987; 18:189-213

[5]CAS-rekisterinumero: 74:83:9

[6]Horowitz, B. Liiallisesta kolajuoman kulutuksesta johtuva bromismi. Clinical Toxicology, 35 (3), 315-320. 1997

[7]Pavelka, S. Korkea bromidin saanti vaikuttaa jodidin kertymiseen rotan kilpirauhaseen ja ihoon. Biol. Trace elem. Res. 2001. kesä; 82(1-3): 133

[8]Pavelka, S. Korkean bromidipitoisuuden vaikutus elimistössä jodin biologiseen puoliintumisaikaan rotalla. Biol. Trace elem. Res. 2001. kesä; 82(1-3): 133

[9]Buchberger, W. Natriumbromidin vaikutukset kilpirauhashormonien ja bromattujen/jodattujen tyroniinien biosynteesiin J. Trace Elem. Elec. Health Dis. \bl.4. 1990, s. 25-30.

[10]Vobecky, M. Lisääntyneen bromidin saannin vaikutus I/Br-pitoisuussuhteeseen rotan kilpirauhasessa. Bio. Trace Element Research, 43:509-513, 1994.

[11]Abraham, G. IBID. 9.09.03

[12]London, W.T. Leipä - suurten jodimäärien ravinnonlähde. New. Engl. J. Med. 273:381, 1965

[13]Abraham, G. Epäorgaanisen, ei-radioaktiivisen jodin/jodidin nauttimisen vaikutus potilailla, joilla on yksinkertaista jodia. struuma ja Gravesin tauti:

Katsaus julkaistuihin tutkimuksiin verrattuna nykyisiin suuntauksiin. Optimox Tutkimus. 9.09.03

[14]CDC. Kansallinen terveystilastokeskus. Cdc.gov

[15]Hollowell, Je. Jodin ravitsemus Yhdysvalloissa. Suuntaukset ja vaikutukset kansanterveyteen: Jodi erittymistiedot kansallisista terveys- ja ravitsemustutkimuksista I ja III. J. Clin. Endocrinol. Metab. 83:3401-3408, 1998

[16]Colquhoun, G. Uutta näyttöä fluorauksesta. Social Science and Medicine. 19. 1239-46. 1984.

[17]Galletti, P. Fluorin vaikutus kilpirauhasen jodiaineenvaihduntaan kilpirauhasen liikatoiminnassa.

[18]Maumene, e. Experience pour determiner Faction des fluores sur l'economie animale. Compt. Rend. Acad. Sci (Paris) 39:538-539. 1854

[19]Endokriiniset säädökset. \bl. 32. p. 63-70. 1998 22

[20]Lancet. May 27, 1972. Vol. 1. 1135-38

[21]35 th Annual Meeting of the Society for Epidemiologic Research, Seattle, WA. June 2000.

[22]Epidemiologia. 1998; 9(1): 21-28, 29-35.

[23]Epidemiologia. Toukokuu 1999. 10:233-237

[24]Tonacchera, M. Perkloraatin, tiosyanaatin, nitraatin ja jodidin suhteelliset tehot ja additiivisuus perkloraatin, tiosyanaatin, nitraatin ja jodidin radioaktiivisen jodidin imeytymisen estämiseen ihmisen natriumjodidisymporterilla. Kilpirauhanen. 2004. 14. 1012- 19

[25]EPA. Ympäristön perkloraattisasteet: toksikologinen tarkastelu ja riskien luonnehdinta. uusiin tietoihin perustuen. 1998

[26]EPA. 1998. IBID.

[27]Journal of the Am. Water Works Ass. 1957. 49(10): 1334-1342

[28]Environmental Working Group, 2005. Osoitteesta www.ewg.com .

[29]Environmental Working Group, 2005. Osoitteesta www.ewg.com .

[30]Ross, B. Coloradojoen juomaveden ammoniumperkloraattisastuminen liittyy seuraaviin tekijöihin. kilpirauhasen toimintahäiriöihin vastasyntyneillä Arizonassa. J. of Occup. And Env. Medicine. \bl 42(8). Elokuu, 2000. p. 777-782

[31]U.S. EPA. Regional Agency 9 Lab. US EPA; 16. elokuuta 1999

[32]Fisher, D. Äidin ja sikiön kilpirauhasen toiminta raskauden aikana. Clin. Perinat. 1983; 10:615026

[33]WHO.

[34]Ympäristötyöryhmä. IBID. 2005.

[35]Kirk, Andrea. Perkloraatti ja jodidi maitotuotteissa ja äidinmaidossa. Environ. Sci and Technol. 2000.

[36]Env. Health Persp. \bl. 116. N.6. Kesäkuu 2008

Luku 12: Myrkkyjen poiston kysymykset ja vastaukset

Olen luennoinut laajasti jodista yli 12 vuoden ajan. Kuultuaan jodiluentoni, kolme yleisimmin esitettyä kysymystä ovat:

1. Miksi minun on otettava niin paljon jodia?
2. Miksi tarvitsen nyt enemmän jodia kuin ihmiset tarvitsivat 100 vuotta sitten?
3. Miten puhdistaudun myrkyllisistä halogeeneista, bromista ja fluorista?

Tässä luvussa saat vastaukset näihin kysymyksiin.

Miksi tarvitsemme niin paljon jodia?

Tämä on yleisin kysymys, jonka sekä lääkärit että maallikot kysyvät minulta. Tärkein syy jodin nauttimiseen on jodin puute suurimmalla osalla ihmisiä, monet heistä ovat vakavasti jodipulassa. Kokemukseni on selvästi osoittanut, että yli 96 prosenttia potilaistani on jodivajeisia ja suurin osa heistä on vakavassa puutoksessa. Miten se voi olla mahdollista?

Viimeisten 40 vuoden aikana elimistön jodipitoisuus on laskenut yli 50 prosenttia. Tähän on useita syitä muun muassa jodioidun suolan käytön väheneminen.

Jos jodin saannin väheneminen olisi ainoa ongelma, jodin puute olisi helppo korjata jodilisällä. Tarinaan liittyy kuitenkin muutakin.

Altistuminen myrkyllisille halogeeneille - fluoridille, bromidille ja perkloraatille - tapahtuu nykyään suuremmass määrin, kuin koskaan aiemmin. Tästä seuraa jo aikaisemman jodivajeen paheneminen.

Käsittelimme myrkyllisiä halogeenejä edellisessä luvussa. Niihin kuuluvat bromi, fluoridi ja kloorijohdannaiset. Olen tähän mennessä testannut yli 1 000 potilaan bromipitoisuuden. Olen havainnut, että 100 %:lla heistä on korkea bromipitoisuus. Myös vesijohtovedessä oleva fluoridi lisää tätä. Vain jodilisäyksellä ja myrkkyjen poistolla voi vähentää bromipitoisuutta.

Myrkkyjen poistoa käsitellään tämän luvun lopussa.

Enemmän jodia?

Minulta kysytään poikkeuksetta: "Miksi me tarvitsemme enemmän jodia kuin edeltäjämme ottivat?" On olemassa useita tekijöitä, jotka ovat johtaneet jodin puutteen "täydelliseen myrskyyn":

1. Elintarvikkeissamme on huomattava jodivaje, joka johtuu osittain vähäisestä suolan saannista.
2. Bromattujen (jodin sijasta) leipomotuotteiden nauttiminen johtaa myrkyllisiin bromipitoisuuksiin suurimmassa osassa väestöä. Lisäksi bromatut jauhot pahentavat jodin puutostilaa.
3. Jatkuva altistumisemme bromatuille palonestoaineille tietokoneissa ja huonekaluissa, vaatteissa, vuodevaatteissa ja muissa tavallisissa kuluttajamateriaaleissa.
4. Vesijohtoveden fluoraaminen. Fluoraus pahentaa väistämättä jodin puuteongelmaa lisäämällä jatkuvasti myrkyllistä halogeeniä.
5. Nurmikon hoidossa käytettävät torjunta- ja hyönteismyrkyt, jotka sisältävät myrkyllisiä halogeenejä. kuten bromi- ja kloorijohdannaisia.
6. Monien bromia tai fluoria sisältävien lääkkeiden käyttö. Luettelo eräistä bromi- ja fluorilääkkeistä on luvussa11.

Kun otetaan huomioon nämä kuusi seikkaa, ei ole ihme, että tarvitsemme suurempia jodiannoksia kuin aiemmat amerikkalaissukupolvet. Ellei altistumistamme myrkyllisille halogeeneille vähennetä, tarvitsemme suurempia määriä jodia kuin edeltäjämme. Tarvitsemme suurempia jodiannoksia auttaaksemme elimistöä pääsemään eroon myrkyllisistä halogeeneista.

Miten eroon halogeeneista

Nyt, kun olemme todenneet, että elimistössämme ei ole käyttöä myrkyllisille halogeeneille, näytän neljä turvallista ja yksinkertaista askelta, jotka auttavat poistamaan näitä myrkyllisiä aineita.

Vaihe 1: Varmista riittävä nesteytys.

Mistään aineesta on mahdotonta vieroittautua ilman riittävää nesteytystä. Vesi voi paitsi tuoda ravintoaineita kehon kudoksiin, se voi myös auttaa huuhtelemaan myrkkyjä pois. Kokemukseni on osoittanut että riittävän nesteytyksen ylläpitäminen on tärkein yksittäinen terveystekijä missä tahansa puhdistautumisohjelmassa. Kuinka paljon vettä sinun tulisi juoda? Karkea arvio on jakaa painosi kiloina luvulla 70 ja luku on päivässä juotava vesimäärä litroina. On tärkeää juoda puhdasta vettä, jossa ei ole fluoridia eikä kloorijohdannaisia. Käänteisosmoosivesi on yksi tällainen esimerkki. Käänteisosmoosivettä juodessa on tärkeää varmistaa riittävä mineraalien saanti. Miten voi varmistaa riittävän mineraalien saannin juotaessa käänteisosmoosivettä? Lisäämällä veteen yksinkertaisesti puhdistamatonta suolaa - katso vaihe 2.

Vaihe 2: Nauti puhdistamatonta suolaa

Kuten aiemmin mainittiin, puhdistamaton suola auttaa poistamaan elimistöstä myrkyllisen halogeenin bromin. Miten se tapahtuu? Kloridi ja bromidi, jotka molemmat kuuluvat halogeeniryhmään jaksollisessa järjestelmässä. Kloridi on tehokas bromidin kilpailija. Olen havainnut, että on mahdotonta alentaa potilaitteni bromipitoisuuksia, jos he eivät nauti puhdistamatonta suolaa. Suosittelen ottamaan noin 1-1,5 tl puhdistamatonta suolaa päivässä. Lisätietoja puhdistamattomasta suolasta on kirjassani Salt Your Way To Health.

Vaihe 3: Ota antioksidantteja

C-vitamiini toimii voimakkaana antioksidanttina sekä rasva- että vesiliukoisissa kudoksissa. C-vitamiini myös auttaa kehoa puhdistautumaan myrkyistä. Suosittelen ottamaan 3000-6000 mg C-vitamiinia päivässä. Jos saat ripulia, pienennä annosta. Myös seleeni on voimakas antioksidantti. Elintarvikkeissamme on hyvin vähän seleeniä. Jos otat 100-200 µg/vrk seleeniä autat elimistön antioksidanttitilannetta ja parannat kilpirauhasen toimintaa.

Vaihe 4: Täydennä jodilla

Jodi auttaa kehoa vapautumaan myrkyllisistä halogeeneistä. Kokemukseni on osoittanut, että tämä tapahtuu vain suuremmilla (mg) jodiannoksilla. Yleensä 12-50 mg/vrk:n annos on tehokas useimmille. Ne, joilla on vakavia sairauksia, kuten rinta- tai eturauhassyöpä, saattavat tarvita enemmän. Koska myrkyllisiä halogeeneja vapautuu, saatat kokea myrkytysoireita. Niihin voi kuulua päänsärkyä, väsymystä, lihaskipuja ja sydämentykytystä. Voit minimoida vieroitusreaktiot tekemällä vaiheet 1-3 kahden viikon ajan ennen jodin käytön aloittamista. Muista, että paras tulos saavutetaan, kun työskentelet terveydenhuollon ammattilaisen kanssa. joka on perehtynyt jodiin ja kehon puhdistautumiseen. Jos sinulla on ongelmia, etsi neuvoja.

Loppuarviointi

Tämä luku on kirjoitettu vastaamaan yleisimpiin kysymyksiin, joita sekä lääkärit että maallikot tekevät. Valtaosa väestöstämme altistuu yhä suuremmille määrille myrkyllisiä halogeeneja ja väheneville jodimäärille. Onko mikään ihme, että jodin puutteeseen liittyvät syövät, kuten kilpirauhas-, rinta-, eturauhas-, kohtu- ja munasarjasyöpä lisääntyvät lähes epidemianomaisesti, kuten myös kilpirauhasen vajaatoiminta, Hashimoton tauti ja Gravesin tauti? Uskon, että ainoa ratkaisu näihin yleisiin ongelmiin on varmistaa riittävä jodin saanti, jotta elimistö pystyy torjumaan ja poistamaan myrkylliset halogeenit.

Kannattaa muistaa, että jodia käytetään parhaiten osana kokonaisvaltaista hoitoa, joka sisältää puhdistamatonta suolaa ja antioksidantteja, kuten C-vitamiinia.

Luku 13: Jodin annosteluohjeet

Nyt, kun olemme todenneet, että jodin suositeltu päiväannos (noin 150 µg/vrk) on riittämätön, niin kuinka paljon jodia pitäisi ottaa? Perinteisessä kirjallisuudessa on esitetty huoli siitä, että liika jodi voi vahingoittaa kilpirauhasta ja aiheuttaa muita ongelmia elimistössä. Tässä luvussa tarkastellaan, miten käyttää jodia turvallisesti optimaalisen terveyden saavuttamiseksi.

Kysymykseen annostelusta ei voida vastata tarkastelematta japanilaisten jodin saantia. On arvioitu, että mannerjapanilaiset nauttivat noin 13,8 mg jodia päivässä, mikä on noin 100 kertaa länsimaissa suositeltu päiväannos.[1] Japanilaiset saavat suurimman osan jodista merilevästä, jonka tiedetään keräävän jodia.

Miten suuremman jodimäärän nauttiminen vaikuttaa? Japanilaisilla, jotka kuluttavat suuria määriä jodia (suositeltujen päiväannosten mukaan), on huomattavasti vähemmän rinta-, kohtu-, ja munasarjasyöpää. Lisäksi yhdysvaltalaisiin naisiin verrattuna japanilaisilla naisilla on huomattavasti vähemmän fibrokystistä rintasairautta. Mannerjapanilaisilla miehillä on huomattavasti harvemmin eturauhassyöpä verrattuna Yhdysvaltojen miesväestöön, mukaan lukien Yhdysvaltoihin muuttaneet japanilaiset. Lääketieteellisessä kirjallisuudessa on tuotu esiin mahdollinen yhteys syöpien ja jodin puutteen välillä.

Seitsemän huolta jodin runsaudesta

On olemassa huoli siitä, että jodin nauttiminen yli suositellun päiväannoksen (150 µg/vrk) aiheuttaa ongelmia haittavaikutuksia. Näytän, että oikealla seurannalla ja annostelulla jodi milligramma-annoksina on turvallista ja tehokasta.

Suositellun annoksen ylittävään jodin käyttöön liittyy seitsemän suurta huolenaihetta. Monet jodifobiset henkilöt kokevat, että milligrammaiset jodiannokset voivat aiheuttaa seuraavia oireita:

1. Jodiallergia
2. Kilpirauhasen autoimmuunisairaus
3. Myrkkyjen poistumisreaktiot
4. Kilpirauhasen vajaatoiminta ja struuma
5. Kilpirauhasen liikatoiminta
6. Jodismi
7. Kilpirauhassyöpä

Jodiallergia

Kokemukseni mukaan allergia epäorgaaniselle jodille/jodidille on harvinaista. Allergia radioaktiiviselle jodiväriaineelle, jota käytetään yleisesti monissa lääketieteellisissä kuvantamismenetelmissä, ei takaa allergiaa epäorgaaniselle jodille/jodidille, kuten nestemäisille tai tabletteina oleville Lugol-valmisteille. Itse asiassa kokemukseni on osoittanut, että allergia epäorgaaniselle jodille/jodidille on harvinaista, sillä kahdenkymmenen vuoden aikana olen nähnyt vain kolme potilasta, joilla on allergia epäorgaaniselle, ei-radioaktiiviselle jodille.

Allergia voi ilmetä missä tahansa muodossa, kuten ihottumana, väsymyksenä, tukkoisuutena, päänsärkynä ja kuumeena. NAET, joka on akupainallustekniikka, on ollut hyödyllinen joillekin potilailleni jodiallergian voittamiseksi. Lisätietoa NAET:stä löytyy liitteestä.

Joan, 62-vuotias, kärsi kilpirauhasen vajaatoiminnasta 20 vuoden ajan. Vaikka Joanin oireet paranivat kokonaisvaltaisen hoitosuunnitelman avulla (myrkkyjen poisto, vitamiinit ja kivennäisaineet sekä ruokavalion muutokset), hän ei silti vieläkään tuntenut olonsa niin hyväksi kuin halusi. Kun hänellä diagnosoitiin jodin puute, suosittelin hänelle jodilisää. Joanille annettiin jodidi/jodivalmiste (Iodoral®), ja hänestä tuntui heti paremmalta. "Se oli kuin herääminen päiväunilta. Viikon kuluessa pääni tuntui kirkkaammalta ja energisyyteni parani. Minulla on kiireinen työ ja minulla oli vaikeuksia pysyä siinä mukana", hän sanoi.

Noin kaksi viikkoa Jodoral®-valmisteen aloittamisen jälkeen Joan soitti minulle ja valitti ihottumaa kehossaan. Kehotin häntä lopettamaan jodin käytön välittömästi. Joan sanoi minulle: "En halua lopettaa sitä. Tämä on ensimmäinen kerta vuosien aikana, kun minulla on ollut ihana olo. " Pyysin Joanin tulemaan toimistooni ja hoidin häntä NAET-hoidolla. Joanin allergiaoireet hellittivät 24 tunnissa, ja hän käyttää nykyisin jodia ilman ongelmia. Hän voi edelleen hyvin tänäänkin.

Kilpirauhasen autoimmuunisairaus

Jotkut tutkijat ja endokrinologit uskovat, että kilpirauhasen autoimmuuniongelmat johtuvat jodin saannista, joka ylittää suosituksen. Kuitenkin ennen radioaktiivisen jodin käyttöönottoa kilpirauhasen autoimmuunisairauksien sivuoireiden hoitoon, oli suurempien jodiannosten käyttö ensisijainen hoitomenetelmä. Kirjallisuudessa on lukuisia raportteja, joista osa on peräisin yli 100 vuoden takaa, jotka osoittavat, että suurten (suositukset ylittävien) jodiannosten käyttö autoimmuunisairauksien hoidossa on hyödyllistä.[2 3 4 5] Luvuissa 4-6 korostetaan, että kilpirauhasen autoimmuunihäiriöt liittyvät alhaisiin jodipitoisuuksiin, eivät korkeisiin.

Kuten aiemmin todettiin, Yhdysvalloissa jodipitoisuus on laskenut yli 50 prosenttia viimeisten 40 vuoden aikana, kun samaan aikaan autoimmuunisairaudet ovat lisääntyneet nopeasti.[6] Jos jodi olisi kilpirauhasen autoimmuunisairauksien syy, näiden sairauksien olisi pitänyt vähentyä viimeisten 40 vuoden aikana. Tilanne on ollut päinvastainen.

Kliininen kokemukseni on osoittanut, että jodivajeessa suuret jodiannokset ovat tehokas ja turvallinen tapa hoitaa kilpirauhasen autoimmuunisairauksia ilman merkittäviä sivuvaikutuksia. Muistakaa, parhaat tulokset saavutetaan osana kattavaa kokonaisvaltaista hoitosuunnitelmaa.

On tärkeää toistaa tämä: Tutkijakollegani ja minä emme ole nähneet jodin aiheuttamaa kilpirauhasen autoimmuunisairautta. Päinvastoin, kilpirauhasen autoimmuunisairauden aiheuttaa jodin puute.

Myrkkyjen poistumisreaktiot

Luvussa 11 todettiin, että jodi voi kilpailla myrkyllisten halogeenien, bromidin ja fluoridin kanssa. Tekemäni tutkimus osoitti, että jodin käyttö johti myrkyllisten halogeenien vapautumiseen elimistöstä. Jos elimistön myrkkyjen poisto ylikuormittuu, kun myrkyllisiä halogeeneja vapautuu, voi käynnistyä myrkytysreaktio. Myrkytysreaktio voi ilmetä väsymyksenä, lihaskipuina, kuumeena, ripulina ja aivosumuna.

Jodin käytöstä aiheutuu myrkkyjen poistumisreaktio noin 5 % tapauksista. Reaktio voidaan minimoida käyttämällä kokonaisvaltaista hoito-ohjelmaa, johon kuuluu: ravitsemus (vitamiinit ja mineraalit), hormoneiden tasapainotus, elimistön pH:n tasapainotus, terveellinen ravinto ja muita kokonaisvaltaisia hoitoja. Paras tapa minimoida myrkkyjen poistumisreaktio on puhdistamattoman suolan, magnesiumin ja C-vitamiinin runsas käyttö.

Kilpirauhasen vajaatoiminta ja struuma

Kun jodin puutteessa oleville eläimille tai ihmisille annetaan suuria jodiannoksia, ilmenee ohimenevää kilpirauhashormonituotannon vähenemistä hetkellisesti (noin 26-40 tuntia), kunnes elimistö palauttaa tasapainon jodin suhteen[7 8], kilpirauhasarvot normalisoituvat ja kilpirauhasen vajaatoiminnan merkkejä ei kehity.

Monet tutkijat korostavat jodin vaaroja kuvaamalla asukkaiden struumaongelmia Hokkaidolla, Japanissa. Vuonna

1960 julkaistussa raportissa kuvattiin, kuinka merkittävälle osalle Hokkaidon väestöstä Japanissa oli kehittynyt struuma. Struumat olivat yleisempiä merilevän kalastajilla ja kylissä, joissa merilevää syötiin suuria määriä. Hokkaidon ja muiden Japanin alueiden asukkaat nauttivan suuria määriä jodia. Japanilaiset kirjoittajat eivät ajatelleet, että jodi oli struuman syynä, koska sisämaan asukkaiden jodin saanti oli samaa luokkaa kuin jodin saanti Hokkaidolla, eikä heillä ollut merkkejä lisääntyneestä struumasta. Jonkin muun tekijän on selvästikin täytynyt vaikuttaa asiaan. Monet länsimaiset lääkärit tarttuivat kuitenkin Hokkaidolta saatuihin tietoihin ja väittivät virheellisesti, että liiallinen jodin nauttiminen oli syy struuman lisääntymiseen. Jotkut esittävät edelleen tämän naurettavan väitteen vielä nykyäänkin. Vaikka testejä ei tehty, ovat goitrogeenit (kuten bromi) voineet aiheuttaa kohonneen struuman esiintymisen Hokkaidon asukkailla. Seurantatutkimuksessa 27 vuotta myöhemmin Hokkaidon asukkaiden jodin saanti oli yhä sama, mutta merkkejä liiallisesta struuman esiintymisestä ei ollut, joten jodi ei ollut syy.

Olen keskustellut muiden lääkäreiden kanssa, jotka ovat käyttäneet suurempia jodiannoksia, mutta hekään eivät ole raportoineet kilpirauhasen vajaatoiminnan tai struumaongelmien lisääntymisestä.[9] Aihetta käsitellään lisää luvussa 16.

Kilpirauhasen liikatoiminta

Jodin käyttö aiemmin jodipuutteisessa väestössä voi johtaa ohimenevään kilpirauhashormonien lisääntymiseen. Tutkimukset ovat osoittaneet, että kilpirauhashormonien lisääntyminen, joka voi johtaa kilpirauhasen liikatoiminnan oireisiin (esim. sydämentykytykseen, hermostuneisuuteen), vähenee vähitellen.[10] Haittavaikutuksia voidaan helposti seurata rutiininomaisilla laboratoriokokeilla ja annostuksen säätämisellä. Myös riittävän puhdistamattoman suolan määrän varmistaminen minimoi jodilisän haittavaikutukset.

Sveitsiläiset tutkijat havaitsivat, että jodin puutteen korjaaminen ei ainoastaan vähentänyt kilpirauhastulehduksen esiintyvyyttä, vaan se vähensi myös struuman, kretinismin ja lievien älykkyyteen liittyvien ongelmien esiintyvyyttä.[11] Kokemukseni on osoittanut, että jodin aiheuttama kilpirauhasen liikatoiminta ei ole yleinen ilmiö.

Jodismi

Jodismia esiintyy, kun jodin annos on liian suuri ja aiheuttaa metallisen maun suussa, lisää syljen eritystä, aivastelua, päänsärkyä ja aknea. Myös poskionteloiden särkyä, erityisesti päänsärkyä otsan alueella ja kuumeen tunnetta voi esiintyä. Jodismia esiintyy pienellä vähemmistöllä potilaista ja se korjaantuu helposti säätämällä käytetyn jodin annostusta. Tohtori Sherry Tenpenny sanoo, että klorofylli-tabletit poistavat jodin metallisen maun. Dr. Flechas on raportoinut samanlaisista tuloksista klorofyllin avulla. Olen havainnut, että puhdistamaton suola ja C-vitamiinijauhe minimoi myös jodismin.

Kilpirauhassyöpä

Kilpirauhassyövät ovat Yhdysvalloissa pieni vähemmistö syövistä ja ne edustavat 1 % kaikista syövistä.[12] Naisia sairastuu enemmän kuin miehiä, noin 3:1.

Kirjallisuudessa on esitetty joitakin raportteja, joiden mukaan jodilisäys voi liittyä kilpirauhasen papillaarisyövän lisääntyneeseen esiintyvyyteen.[13] Jos jodin käyttö olisi kilpirauhassyövän syy, niin silloin jodipitoisuuden laskun odotettaisiin johtavan kilpirauhassyöpien määrän vähenemiseen. Näin ei ole käynyt. Viimeisten vuosikymmenten aikana, kun jodipitoisuudet ovat laskeneet, ovat kilpirauhassyöpätapaukset lisääntyneet huomattavasti.[14] Ehkä jodin puute on syy kilpirauhassyöpien lisääntymiseen.

Jodilisän on osoitettu parantavan merkittävästi kilpirauhassyövän ennustetta siirtämällä syöpätyyppiä helpommin hoidettavaan (eli erilaistuneeseen) muotoon.[15]

Säteilyaltistus on korreloinut positiivisesti kilpirauhassyövän kanssa yli 50 vuoden ajan. Vuosien mittaan lukuisat tutkimukset ovat vahvistaneet tämän yhteyden, mukaan lukien Tšernobylin ongelmat. Yksi säteilylle altistumisen hoidoista on jodi. Kaliumjodidia annettiin Puolan ja Venäjän asukkaille Tšernobylin onnettomuuden jälkeen, ja sitä on pidetty menestyksenä kilpirauhassyöpien ehkäisemisessä.

Jodin puutostilassa, kun altistutaan radioaktiiviselle jodille (kuten Tshernobylissä), imeytyy kilpirauhaseen suuria määriä radioaktiivista jodia. Tämä johtaa kilpirauhassyöpään. Jos kilpirauhanen on kuitenkin kyllästetty jodilla, imeytyy radioaktiivista jodia paljon pienempiä määriä ja kilpirauhassyöpäongelmat vähenevät.

Ennustan, että japanilaisilla on Tshernobylin ympäristössä asuviin ihmisiin verrattuna vähemmän haittavaikutuksia Fukushiman katastrofista, koska japanilaisilla on väestönä suurempi jodin saanti.

On järkevää, että elimistö saa riittävästi jodia ennen kuin se altistuu radioaktiivisen jodin myrkylliselle vaikutukselle.

Paljonko jodia pitäisi ottaa?

Nyt palaamme edellä esitettyyn kysymykseen. Kaikille sopivaa annosta ei ole olemassa. Paras tapa määritellä jodin oikea annostelu on testata elimistön joditilanne. Tämä onnistuu helposti jodirasitustestillä. Jodirasitustestin yksityiskohtaiset ohjeet on esitetty alla.

Jodirasitustesti

1. Ensimmäisen aamun virtsa hylätään.
2. Ota 50 mg jodia/jodidia (Iodoral®) lasillisen veden kanssa.

3. Kerää 24 tunnin virtsa. Sisällytä seuraavan päivän ensimmäinen aamunäyte mukaan 24 tunnin keräykseen.
4. Lähetä näyte 24 tunnin virtsasta joditilanteen arviointia varten.

Jodirasitustestin käytön periaate on vakiintunut. Jos elimistö on kyllästetty jodilla, on odotettavissa, että suurin osa rasitustestissä nautitusta 50 mg:n jodimäärästä erittyy virtsaan. Jos taas jodista on puutetta, imeytyy suurempi osa jodista elimistöön.

Tutkimukset ovat osoittaneet, että 90 % (tai 45 mg jodia) erittyminen 50 mg:n jodirasituskokeessa osoittaa jodin riittävää määrää. Alle 90 %:n (tai < 45 mg) erittyminen merkitsee jodin puutostilaa. Tällöin jodin lisäys voidaan aloittaa ja testi voidaan tehdä uudelleen tulevaisuudessa. Lisätietoja joditestauksesta saa kääntymällä FFP Labsin tai Hakala Labsin puoleen (liite).

Kun jodin puutostila on todettu, voidaan aloittaa jodin lisäys. Suosittelen jodin ja jodidin yhdistelmän käyttöä. Tätä löytyy nestemäisenä tai tabletteina. Liitteessä on lisätietoja jodivalmisteen hankkimisesta.

Luvussa 1 todettiin, että jodi kertyy kaikkiin kehon triljooniin soluihin. Se ei kerry ainoastaan kilpirauhaseen ja rintoihin, vaan sitä kertyy myös eturauhaseen, sylkirauhasiin ja ihoon, suolistoon ja kaikkiin punaisiin ja valkoisiin verisoluihin kaikkialla kehossa. Optimaalisen jodilisäyksen määrässä on otettava huomioon kaikki nämä seikat. Optimaaliseksi päivittäiseksi jodin tarpeeksi on vahvistettu noin 12 mg päivittäiseksi jodiannokseksi rintarauhasen ja kilpirauhasen kannalta. Tämä ei kuitenkaan välttämättä riitä vastaamaan muun elimistön tarpeisiin.

Lisäksi, koska keho on kosketuksissa niin monien goitrogeenisten aineiden, kuten bromidin, fluoridin ja kloorin kanssa, päivittäinen jodin tarve saattaa olla joillakin henkilöillä kohonnut. Riippuen kehon joditasosta, kokemukseni on osoittanut, että jodin saantisuositus 150 µg/vrk on täysin riittämätön paitsi kilpirauhaselle, myös muulle elimistölle.

Elämme myrkyllisessä yhteiskunnassa ja altistumme jatkuvasti kasvaville määrille goitrogeeneja ympäristössä. Lisääntynyt myrkyllinen kuormitus ja goitrogeenialtistus edellyttävät lisääntynyttä jodin saantia. Vaikka annoksen tulisi olla yksilöllinen, kokemukseni on osoittanut, että annos voi vaihdella välillä 12-50 mg/vrk useimmilla aikuisilla. Tämä on myös päivittäinen annos, jota jodia käsittelevä mentorini tohtori Guy Abraham, suositteli. Jotkut saattavat tarvita suurempia annoksia, erityisesti ne, joilla on munasarja-, kohtu-, rinta- tai eturauhassyöpä tai kilpirauhassairaus. Tätä suurempaa jodiannosta voidaan helposti seurata säännöllisesti tarkistamalla jodirasitustesti. Asianmukainen anamneesi ja lääkärintarkastus voivat myös auttaa ohjaamaan jodin annostelua.

Lugolin liuosta käytettäessä on muistettava, että 2 tippaa antaa 12,5 mg yhdistelmän jodidia ja jodia.

Onko jodi turvallista raskauden aikana?

Maailman terveysjärjestö WHO toteaa, että jodin puute on maailman suurin yksittäinen syy, joka aiheuttaa ehkäistävissä olevaa kehitysvammaisuutta. Yhdysvalloissa jodipitoisuus on laskenut yli 50 prosenttia viimeisten 40 vuoden aikana.[16] Viimeaikaiset tutkimukset osoittavat, että lähes 60 prosentilla hedelmällisessä iässä olevista yhdysvaltalaisista naisista on jodin puute.[17] Luvussa 2 tarkasteltiin syitä, miksi jodipitoisuus laskee.

Jodin puutteen seuraukset raskauden aikana ovat vakavia. Sikiön kannalta jodin puute voi aiheuttaa neurologisia puutteita ja alentunutta älykkyysosamäärää. Pahimmassa tapauksessa seurauksena on kuolema. Raskauden aikainen jodin puute on yhdistetty muihin vastasyntyneiden ja lasten sairauksiin, kuten kretinismiin, kääpiökasvuisuuteen, masennukseen ja ADHD-tapauksiin. Tutkijat ovat osoittaneet, että vastasyntyneiden kuolleisuus vähenee yli 50 prosenttia, kun jodin puute korjataan. On tärkeää varmistaa, että naisella on riittävästi jodia ennen raskautta.

Texasin yliopiston tutkijat ovat kertoneet olevansa huolissaan jodin puutteesta raskauden aikana. "Mielestämme on melko todennäköistä, että Yhdysvalloissa jodivajeisten äitien vauvoilla on ollut neurologisia puutoksia", sanoi eräs tutkija.[18] Samat tutkijat ovat kehottaneet Yhdysvaltain hallitusta lisäämään amerikkalaisten jodin saantia.

Japanilaisnaisten arvioidaan saavan vähintään 12 mg jodia päivässä, mikä on lähes 100 kertaa niin paljon kuin suositeltu päiväannos USA:ssa. Tämä jodimäärä ei ole johtanut laajamittaisiin raportteihin ongelmista japanilaisille vastasyntyneille. Itse asiassa japanilaisilla on paljon pienempi imeväiskuolleisuus kuin Yhdysvalloissa.

On erittäin tärkeää varmistaa, että hedelmällisessä iässä olevat naiset nauttivat riittävästi jodia. Kuinka paljon jodia tarvitaan? Kukaan ei oikeasti tiedä vastausta. Jodipitoisuuden asianmukainen testaus ja seuranta voi vastata tähän kysymykseen.

Koska japanilaiset naiset kuitenkin nauttivat vähintään 12 mg jodia päivässä ilman, että on raportoitu haittavaikutuksista, tämä saattaa olla aloitusannos hedelmällisessä iässä oleville naisille. Kokemukseni on osoittanut, että kyseinen jodiannos on osoittautunut erittäin turvalliseksi. Jos olet raskaana, en suosittele jodin lisäämistä ravintoosi neuvottelematta lääkärin kanssa. Parhaat tulokset millä tahansa hoidolla saavutetaan työskentelemällä yhdessä jodin käytön tuntevan terveydenhuollon ammattilaisen kanssa.

Syljen/seerumin jodidipitoisuus

Kun jodi otetaan suun kautta, se imeytyy verenkiertoon. Jodi kulkeutuu kohteeseen elimistön soluihin energiasta riippuvan prosessin avulla. Yksi atomi jodia kulkeutuu soluun ja kaksi natriumatomia kulkeutuu solusta ulos natrium/jodidi-symporterin (NIS) kautta.[19 20] Äskettäin on havaittu toinenkin mekanismi jodin kuljettamiseksi soluihin, kloridi/jodidi kuljetin, joka tunnetaan nimellä pendriini.[21]

Jodi saattaa imeytyä suoliston kautta, mikä johtaa seerumin kohonneeseen jodipitoisuuteen, mutta kohdesolut eivät pysty ottamaan jodia. Näin voi tapahtua, jos NIS- ja/tai pendriinikuljettajien järjestelmät ovat vaurioituneet. Tietyt goitrogeenit, kuten bromidi, voivat sitoutua NIS:iin aiheuttaen vaurioita kuljetusjärjestelmälle. Tämän vaurion lopputuloksena olisi jodin puute kohdesolussa. Tohtori Abraham ja minä kerroimme sairaanhoitajani Denisen tapauksesta, jolla oli jodin kuljetusvika.[22]

Kun jodia otetaan suun kautta, jodi imeytyy suolistossa. Kun seerumin jodipitoisuus nousee, jodi kulkeutuu kohdesoluihin NIS:n tai pendriinin kautta. Yksi tapa määrittää toimiiko jodin kuljetusmekanismi, on mitata syljen ja seerumin jodidisuhde. Jos jodin kuljetusmekanismit toimivat asianmukaisesti, syljen jodipitoisuudet nousevat merkittävästi suhteessa seerumiin. Syljen ja seerumin jodidipitoisuutta on käytetty vastasyntyneillä synnynnäisen natrium/jodidi-symporterin vian diagnosointiin.[23]

Me (tohtorit Abraham, Brownstein ja Flechas) olemme arvioineet syljen ja seerumin jodidipitoisuuksia joukolla potilaita. Alustavat tulokset osoittavat, että normaali syljen/seerumin jodiditaso on noin 42. Tämä tarkoittaa, että kun jodi kulkeutuu asianmukaisesti soluihin, syljen pitoisuuden pitäisi olla 42 kertaa seerumin jodipitoisuus. Jos syljen ja seerumin väliset tasot ovat alhaiset, erityisesti alle 20, on etsittävä perusteellisesti syytä jodin huonoon kulkeutumiseen.

Goitrogeenit voivat sitoutua NIS:iin ja vahingoittaa sitä, jolloin soluun kuljetettavan jodin määrä vähenee.[24] Esimerkkejä goitrogeeneistä ovat fluoridi, perkloraatti, bromi ja tiosyanaatti (tupakansavusta). Lähitulevaisuudessa syljen/seerumin jodipitoisuuksia käytetään jodin kuljetusvian diagnosointiin.

Bob, 42-vuotias kirjanpitäjä, oli ottanut 12,5 mg jodia/jodidia kahden vuoden ajan. Bob ei huomannut eroa jodin ottamisen jälkeen. Vaikka hän tunsi olonsa yleisesti ottaen hyväksi, hän valitti väsymystä. Hänen sylki-/seerumipitoisuutensa oli aluksi alhainen 9,3. Bobin testit osoittivat myös, että hänen seeruminsa bromidipitoisuus oli koholla - 147 mg/l (normaali <5 mg/l). Nostin Bobin jodin annostusta 50 milligrammaan *päivässä. Hän tunsi heti, että hänen energiansa lisääntyi. "Luulin voivani melko hyvin, kunnes lisäsin jodin määrää. Sitten oloni oli todella hyvä. Töiden jälkeen en ollut enää niin uupunut", hän sanoi. Bobin seurantatestaukset osoittivat, että hänen syljen/seerumin jodidipitoisuutensa oli parantunut terveempään 48,6:een ja bromipitoisuus laski 28,7 mg/l.*

Bromi on myrkyllinen halogeeni, jolla ei ole tunnettua terapeuttista arvoa ihmiskehossa. Bromi kuuluu halogeeniryhmään (jodin ja fluoridin ohella) ja voi kilpailla jodin kanssa sekä sitoutua jodin reseptoreihin elimistössä vahingoittaen NIS:ää sekä estää kohdesoluja ottamasta sisäänsä jodia. Koska altistumme yhä enemmän myrkyllisille halogeeneille (esim. bromille ja fluorille) sekä muille goitrogeeneille (perkloraatti, tiosyanaatti jne.), on jodin tarve itse asiassa lisääntynyt. Bobin tapauksessa, suurempi jodin saanti auttoi hänen kehoaan voittamaan bromimyrkytyksen.

Olemme raportoineet tohtori Abrahamin kanssa jodin kuljetusvirheen korjaamisesta C-vitamiinin ja puhdistamattoman merisuolan (Celtic Sea Salt®) käytöllä.[25] Tämä tapaustutkimus antaa todisteita siitä, että jodin kuljetusmekanismin vaurio voidaan korjata täydellisellä ravitsemusohjelmalla.

Loppuarviointi

Jodi, kuten mikä tahansa aine, voi aiheuttaa haittavaikutuksia (jotka on mainittu edellä). Henkilöille, jotka ovat epätavallisen herkkiä lisäravinteille ja lääkkeille, suosittelen aloittamaan pienellä annoksella jodia ja kasvattamaan annosta ylöspäin. Oireiden tarkka seuranta voi usein ohjata annostusta.

On elintärkeää, että raskaana olevat ja hedelmällisessä iässä olevat naiset nauttivat riittäviä määriä jodia ennen kuin he tulevat raskaaksi. Riittävä jodin saanti parantaa lapsen älykkyysosamäärää ja vähentää vastasyntyneiden kuolleisuutta, verrattuna jodivajeisten äitien lapsiin.

Sivuvaikutusten vähentämiseksi jodilisä on tehokkaampi, kun sitä annetaan kokonaisvaltaisen ravitsemusohjelman osana. Kliininen kokemukseni on osoittanut, että vitamiinien, kivennäisaineiden ja hormonien tasapainottaminen yhdessä jodilisän kanssa tuottaa parempia tuloksia kuin jodin käyttäminen pelkästään yksittäisenä aineena.

Keskimääräinen jodiannos, jonka olen havainnut olevan tehokkain, on 12-50 mg/vrk. Ne, joilla on rauhassairaus (esim. rinta- tai kilpirauhassairaus), saattavat tarvita enemmän. Parhaiden tulosten saamiseksi on parasta työskennellä jodia tuntevan terveydenhuollon tarjoajan kanssa.

[1]Nagataki, S. Kilpirauhasen toiminta kroonisessa liiallisessa jodin nauttimisessa: Kilpirauhasen absoluuttisen jodin ottamisen ja tyroksiinin hajoamisen vertailu euthyroidisilla japanilaisilla koehenkilöillä. J. Clin. Endo. 27:638-647, 1967

[2]Trousseau, A. Luentoja kliinisestä lääketieteestä. \bl. 1. Luento XIX, Gravesin taudin eksoftalminen struuma. New Sydenham Society, Lontoo. 1868

[3]Thompson, W. Exoftalmisen struuman pitkäaikainen hoito pelkällä jodilla. Arch. Int. Med. 45:481-502, 1930

[4]Plummer, H. Tulokset hallinnollisesta- Plummer, H. Tulokset jodin antamisesta potilaille, joilla on eksoftalminen struuma. JAMA. 1923; 80: 1955

[5]Thompson, W. Tehokkaan jodiannoksen vaihteluväli eksoftalmiseen struumaan. Arch. Int. Med. 1930; 45:261-281

[6]Hollowed, JE et al. Jodin ravitsemus Yhdysvalloissa. Suuntaukset ja vaikutukset kansanterveyteen: Jodi erittymistiedot kansallisista terveys- ja ravitsemustutkimuksista I ja III (1971-74 ja 1988-94). J Clin Endocrinol Metab 83:3401-3408. 1998.

[7]Wolf, Jan. Jodidi struuma ja ylimääräisen jodidin farmakologiset vaikutukset. American Journal of Med. \bl. 47. July, 1969

[8]Wolff, J. Ylimääräisen jodidin orgaanista jodisynteesiä estävän vaikutuksen väliaikainen luonne. normaalissa kilpirauhasessa. Endocrin. 45:504, 1949

[9]Henkilökohtainen tiedonanto tohtori G. Abrahamin ja tohtori J. Flechasin kanssa.

[10]Baltisberger, B. Toksisen nodulaarisen struuman ilmaantuvuuden väheneminen eräällä Sveitsin alueella täydellisen jodinoton jälkeen. lievän jodin puutteen täydellisen korjaamisen jälkeen. Eur. J. Endocrin. 1995; 132:546

[11]Gurgi, G. Tirotoksikoosin esiintyvyys Sveitsissä ja jodin saannin parantamisesta saatava hyöty. Kirje Toimittajalle. The Lancet. \bl. 352. 26. syyskuuta 1998

[12]NIH pub. No. 96-4104. Bethesda, MD, 2000

[13]Harach, G. Kilpirauhassyöpä ja kilpirauhastulehdus Saltan alueella Argentiinassa ennen jodin käyttöä ja sen jälkeen. ennaltaehkäisyn jälkeen. Clin. Endocrin. 1995; 43: 701

[14]Schneider, Arthur. Follikulaarisen epiteelin karsinooma. Teoksessa Werner and Ingbar's The Thyroid. Lippincott Wililams and Wilkins. 2000

[15]IBID. Schneider.

[16]J. Clin. Endocr. and Metab. 83:3401-8. 1998

[17]Thyroid. Vol. 21 N. 4. 2011

[18]Env. Head. Persp. Abl. 116. N. 5. Toukokuu 2008

[19]Brown-Grant, K. Kilpirauhasen ulkopuolinen jodidikonsentraatiomekanismi. Physiol. Rev. 41:1961

[20]Spitzweg, C. Ihmisen natriumjodidisymporterin immunoreaktiivisuuden analyysi ihmisen eksokriinisissä rauhasissa. J. Clin. Endocrin. And Metab. 84, 4178-4184 1999.

[21]Everett, L. Pendredin oireyhtymä johtuu mutaatiosta oletetussa sulfaattikuljettajageenissä. Nat. Genet. 17:1997

[22]Abraham, G ja Brownstein, D. Todisteet siitä, että C-vitamiinin antaminen parantaa viallisen jodin solukudoksen kuljetusmekanismia: Tapausselostus. The Original Internist. Vol. 12, nro 3. Syksy 2005. 125-130.

[23]Viljder, J. Kilpirauhasen vajaatoimintaa aiheuttavat perinnölliset aineenvaihduntahäiriöt. Teoksessa Wernerin ja Ingbarin kilpirauhanen. Braverman, LE et al. Lippincott Williams and Wilkins, 733-742, 2000.

[24]Abraham, G.E. Jodiprojektin historiallinen tausta. The Original Internist. 12(2):57-66 2005 57-66

[25]Abraham, G., Brownstein, D. Todisteet siitä, että C-vitamiinin antaminen parantaa viallisen sairauden laatua. jodin solukuljetusmekanismia: A Case Report. The Original Internist. 2005; 12(3): 125-130 14 luku

Luku 14: Tapauskertomukset

Tämä luku sisältää useita tapausselostuksia, jotka havainnollistavat, miten jodin puute tunnistetaan ja hoidetaan. Se antaa myös hoitohenkilökunnalle tietoa siitä, miten lähestyä jodin puutoksesta kärsivää potilasta.

Olen lääkärin assistentti perusterveydenhuollon vastaanotolla. Osallistuin vuonna 2006 konferenssiin, jossa tohtori Brownstein luennoi jodista ja kilpirauhassairauksista. Kun palasin kotiin, annostelin miehelleni, itselleni ja kolmelle lapselleni jodia. Tulokset olivat suorastaan hämmästyttäviä, sillä voimme kaikki huomattavasti paremmin. Vanhin tyttäreni, Randi, koki näkyvimmät jodin parantavat vaikutukset. Hän oli teini-iässä ja hänellä oli masennusta, painonnousua ja hänestä tuli bulimikko. Randi tuntui sairastuvan helposti ja sairasti usein poskiontelotulehduksia. Kun hän täytti 18 vuotta, hän sai hyvän stipendin hienoon yliopistoon. Hän oli usein sairas ensimmäisen lukukauden aikana. Randi meni tapaamaan opinto-ohjaajaa, koska oli jäänyt pois useilta tunneilta. Opinto-ohjaaja luuli, että hän oli itsetuhoinen. Hänet otettiin paikallisen sairaalan psykiatriselle osastolle ja häntä lääkittiin useilla lääkkeillä. Randi sai psykiatrilta seitsemän eri lääkettä, eikä hän kyennyt toimimaan normaalisti. Hänen bulimiansa jatkui hoidosta huolimatta. Päätimme lopettaa hänen koko lääkityksensä. Lähetin hänet lääkärille, joka määräsi luonnollista progesteronia, joka auttoi.

Kun palasin tohtori Brownsteinin konferenssista ja annoin Randille jodia (Iodoral®), näimme jälleen parannusta. Hän alkoi heti ajatella selkeämmin ja hänen energiatasonsa nousi huomattavasti. Randi pystyi nukkumaan paremmin öisin, ja hänen allergiansa paranivat. Todistettuani uskomattoman positiivisen parannuksen hänen terveydessään jodilisän ansiosta tajusin, että minun oli keskityttävä Randin kilpirauhasen toiminnan optimointiin. Monilla perheenjäsenilläni ja myös itselläni on ollut kilpirauhasongelmia. Randin TSH-taso oli koholla (6,0mIU/l normaaliarvo 0,2-4,7mIU/l). Hän käy nyt lääkärin vastaanotolla Atlantassa, joka on antanut hänelle kuivattua kilpirauhasta.

Muutos tyttäressäni on ollut hämmästyttävä. Hänen kasvonsa ovat hoikistuneet, hän ei ole kroonisesti masentunut, eivätkä hänen hiuksensa lähde. Hän sanoo voivansa syödä kuin normaali ihminen ja hän kertoi minulle eräänä päivänä, ettei hän ole enää buliminen. Hänen aknensa on myös hävinnyt, samoin nilkkojen turvotus. Hän ei käytä mitään reseptilääkkeitä lukuun ottamatta progesteronia ja kilpirauhaslääkkeitä ja hän ottaa Jodoral®:n uskollisesti. Uskon, että jodihoito oli katalysaattori, joka auttoi tytärtäni selviytymään vakavista terveysongelmistaan.

Randin tapaus ei ole ainutlaatuinen. Olen nähnyt monien psykiatristen ongelmien ratkeavan, kun jodin puute on korjattu. Ehkä psykiatrien pitäisi tutkia jodipitoisuudet ennen kuin he laittavat potilaat refleksinomaisesti mielialaa muuttaville lääkkeille.

Betty on 82-vuotias nainen, jolla on ollut kaksikymmentäviisi vuotta kilpirauhasen kyhmyt ja ajoittaisia kilpirauhasen liikatoiminnan oireita. Bettylle suositeltiin radioaktiivisen jodin käyttöä hoidoksi, mutta hän kieltäytyi. Kuten luvussa 6 selitettiin, radioaktiivisella jodilla ei hoideta mitään taustalla olevaa kilpirauhassairauden syytä. Uskon, että radioaktiivisen jodin pitäisi olla viimeinen vaihtoehto kilpirauhassairauden hoitoon.

Bettylle tehtiin jodirasitustesti, jossa annettiin 50 mg jodia/jodidia (Iodoral®). Jodirasitustestissä jodin erittyminen oli hyvin vähäistä, sillä jodin erittyminen oli 35 prosenttia (normaali > 90 prosenttia).

Bettyn ensimmäinen kilpirauhasen ultraäänitutkimus osoitti, että kilpirauhanen oli suurentunut ja sen kokonaistilavuus oli 13,1 ml. Lisäksi hänellä oli suuria kyhmyjä sekä kilpirauhasen oikeassa että vasemmassa lohkossa.

Bettylle annettiin 50 mg jodia/jodidia (Iodoral®) päivässä. Bettyä hoidettiin myös C-vitamiinilla, puhdistamattomalla merisuolalla (Celtic Sea Salt®) ja magnesiumilla. C-vitamiini voi toimia antioksidanttina ja auttaa tukemaan elimistön myrkkyjen poistoa. Merisuola antaa keholle kloridia, joka auttaa myrkyllisten halogeenien (bromidi ja fluoridi) poistamisessa kehosta. Merisuola on myös hyvä hivenaineiden lähde. Magnesium rentouttaa kehoa ja auttaa ehkäisemään myrkyllisten halogeenien poistumisen aiheuttamaa kilpirauhasen liikatoimintaa.

Kun Betty oli kahden kuukauden ajan ottanut 50mg/päivä jodia/jodidia (Iodoral®), hänen olonsa oli paljon parempi. Hänen energisyytensä parani ja hän tunsi, että aivosumu oli poistunut. Uusi kilpirauhasen ultraäänitutkimus osoitti kilpirauhasen pienentyneen 10,3 millilitraan 22 prosenttia. Lisäksi kaikkien kyhmyjen todettiin pienentyneen edellisestä ultraäänitutkimuksesta. Bettyn kilpirauhasarvot pysyivät ennallaan hänen ottaessaan 50 mg jodia päivässä.

Päivitys Bettyn tapauksesta: Betty käyttää edelleen jodia ja voi edelleen hyvin. Fyysisessä tutkimuksessa hänen kilpirauhasensa koko on pienentynyt edelleen.

Uusi (5. painos) päivitys Bettyn tapauksesta: Betty jatkaa jodilisän antamista. Bettyn kilpirauhasen seurantaultraääni on nyt normaali. Kun kerroin hänelle, että kirjoitan uuden painoksen tähän kirjaan, hän sanoi: "Varmista, että kirjoitat siihen, miten paljon paremmin voin."

Ennen jodin/jodidin käyttöä milligramma-annoksina oli harvinaista nähdä kilpirauhasen kyhmyjen ja hypertrofioituneen kilpirauhasen pienenevän. Nyt se on yleistä vastaanotollani. Vain oikealla jodi/jodidiannoksella (milligrammoja) olen havainnut kilpirauhaskyhmyjen pienenevän.

David on 48-vuotias kuntoklubin omistaja. Davidilla diagnosoitiin kilpirauhussyöpä kymmenen vuotta sitten ja hänelle tehtiin kilpirauhasen poistoleikkaus, jota seurasi kemoterapia. Hän sai Synthroid®-valmistetta ja hänen annostaan lisättiin, kunnes hänen kilpirauhasarvonsa osoittivat euthyroidista tilaa. Leikkauksen jälkeen David lihoi 50 kiloa eikä tuntenut oloaan enää entiselleen. "Harjoittelin koko ajan, enkä pystynyt laihtumaan yhtään kiloa. Sillä ei ollut väliä, söinkö vai en. Kerroin jatkuvasti lääkäreille, etten tuntenut oloani hyväksi. Olin aina väsynyt enkä pystynyt ajattelemaan järkevästi", hän sanoi. Kun tapasin Davidin, hänen ilmeni lääkärintarkastuksessa lievää turvotusta kaulan alaosassa kilpirauhasen poiston alueella. David sanoi: "Sanoin aina lääkärilleni, että tunsin jotain kaulani ympärillä. Minulle kerrottiin, ettei mitään ollut, koska kilpirauhaseni oli poistettu." Jodirasituskoe osoitti, että Davidin jodipitoisuus oli erittäin alhainen. Hänellä oli yksi alhaisimmista näkemistäni jodirasituskokeista, 0,3 % erittyminen (normaali > 90 %). Davidin todettiin myös erittävän suuria määriä myrkyllistä halogeenia, bromidia (ks. kuva seuraavalla sivulla). Bromidi on myrkyllinen alkuaine, eikä elimistössä pitäisi olla bromidia. Davidille aloitettiin 50 mg jodia/jodidia (Iodoral®), ja hänen jodi- ja bromidipitoisuutensa arvioitiin uudelleen yhden päivän ja 30 päivän kuluttua. Hänen tuloksensa näkyvät alla olevassa kuvassa. Suurten bromidipitoisuuksien vuoksi Davidia hoidettiin kokonaisvaltaisella kuurilla, joka on suunniteltu tukemaan hänen kehonsa myrkkyjen poistoa. Se sisälsi C-vitamiinia, puhdistamatonta suolaa (Celtic Sea Salt®) ja maksan tukemista. Kaksi kuukautta myöhemmin hän raportoi: "Aivosumuni hälveni ja aloin laihtua ensimmäistä kertaa leikkauksen jälkeen. Se on ihme." Myös turvotus kaulan alaosassa hävisi, eikä Davidista enää tuntunut, että hänen kaulaansa puristetaan.

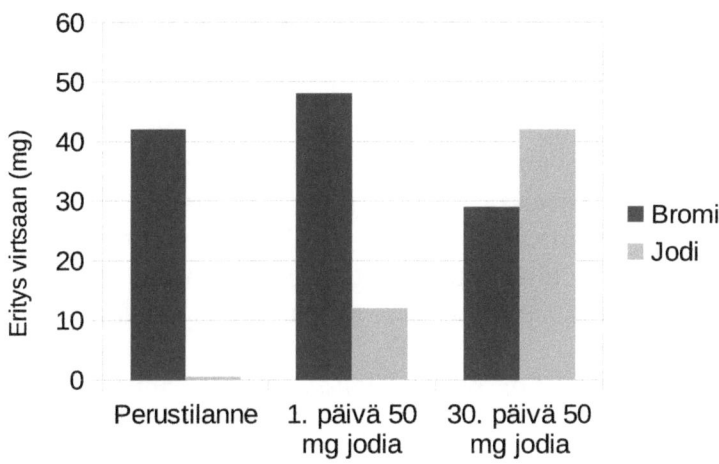

Tapausesimerkki David: Jodidi- ja bromiditasot ennen ja jälkeen jodilisän antamisen.

Davidin tapauksen päivitys: David ottaa edelleen jodia. Hänen bromidipitoisuutensa on nyt alkanut laskemaan. Kaikki kilpirauhasen turvotus on hävinnyt.

Uusi (5. painos) päivitys Davidin tapauksesta: David voi edelleen hyvin. Hän totesi äskettäin rutiinikäynnillä: "Olen edelleen hämmästynyt siitä, miten paljon paremmin voin jodin avulla. En voi ymmärtää, miksi useammat lääkärit eivät määrää sitä."

Jodin puute liittyy kilpirauhasen liikakasvuun. Usein jodin puutteen yhteydessä fyysisessä tutkimuksessa havaitaan kaulan kilpirauhasen alueella turvottava tunne, kuin kilpirauhasen ympärillä olisi "pumpulipalloja". Potilaat kertovat minulle usein, että kilpirauhanen tuntuu turvonneelta. Kun jodin puute korjataan, turvottava tunne häviää useimmiten. Kilpirauhasen syövän hoitoon on kuuluttava sairauden perimmäisen syyn (perimmäisten syiden) tunnistaminen ja hoitaminen. Perinteinen lähestymistapa kilpirauhassyöpään perustuu leikkaukseen, kemoterapiaan ja sädehoitoon. Kilpirauhasen syöpä ei kehity kuitenkaan kilpirauhasen leikkauksen, sädehoidon tai kemoterapian puutteen vuoksi. Hoito voi olla tehokasta vain, jos sillä hoidetaan sairauden perimmäinen syy. Tutkimukset ovat osoittaneet, että jodi voi aiheuttaa kilpirauhassyöpäsolujen apoptoosin (ohjelmoidun solukuoleman).[1]

Kuten aiemmin todettiin, ei ole epäilystäkään siitä, että jodin puutteella on suuri merkitys kilpirauhassyövän (ja muiden syöpien) kehittymisessä. Vain jodin puutteen korjaaminen yhdistettynä kokonaisvaltaiseen hoitosuunnitelmaan, jossa korostetaan immuunijärjestelmän toiminnan optimoimista, antaa ihmisille mahdollisuuden ehkäistä ja voittaa nämä vakavat sairaudet.

Janice, 52-vuotias sairaanhoitaja (minun hoitajani) valitti ajoittaista väsymystä ja lihaskipuja. Työpäivämme alkaessa pystyin kertomaan Janicen voinnin siitä, miten hän käveli käytävällä. Jos hänellä oli hyvä olo, hänen askeleensa oli terhakka. Jos hänellä oli alakuloinen olo, hänellä oli vartalossaan pientä notkahdusta ja hitaampaa askelta. Yleensä kiireisen päivän päätteeksi Janice oli erittäin väsynyt ja valitti lihas- ja nivelkipuja. "Joskus jalkani vain tappavat minut päivän päätteeksi", hän sanoi. Janice oli hyvin herkkä kaikille lääkkeille ja lisäravinteille. Hän otti usein lasten annoksia, koska hänen elimistönsä oli niin herkkä. Hän ei halunnut tehdä jodirasitustestiä, koska pelkäsi jodin latausannoksen 50 mg ottamista. Päätin hoitaa häntä terapeuttisesti 12,5 mg:lla jodia/jodidia (Iodoral®). Välittömästi hänen olonsa parani. "Kaikki kipuni olivat poissa kolmessa päivässä. Kahden viikon kuluttua energisyyteni kohosi. En ollut enää kipeä työpäivän päätteeksi; tunsin oloni loistavaksi", hän sanoi. Neljän viikon kuluttua, hänen otettuaan 12,5 mg Iodoral®:a päivässä, hän sai lievää sydämentykytystä. Käskin häntä lopettamaan jodin ja sydämentykytyksen laantuivat päivää myöhemmin. Janicea ohjeistettiin ottamaan 12,5 mg Iodoral®ia kolmena päivänä viikossa. Lisäksi hänelle annettiin vitamiini- ja kivennäisainehoito. Janice pärjäsi hyvin seuraavat viisi kuukautta kunnes eräänä päivänä töissä näin hänen ontuvan käytävällä. Kysyin häneltä, miksi hän ontui, ja hän kertoi. "Minulla on kamala olo. Kaikkea särkee, ja jalkani ovat surkeat."

Kun kysyin häneltä, ottaako hän jodia, hän kertoi lopettaneensa sen viikko sitten. Ihmeissäni kysyin häneltä "miksi?" Hän kertoi minulle että hän luuli, että hänellä oli elimistössään tarpeeksi. Muutaman tiukkasanaisen kommentin jälkeen kehotin häntä jatkamaa jodin ottamista. Kun Janice oli ottanut kolmannen jodiannoksensa, kaikki hänen oireensa olivat jälleen poissa.

Janicen tapauksen päivitys: Janice ei enää koskaan jätä jodiannosta väliin. "Opin läksyni. Jodi vaikuttaa todella valtavasti elämääni. Tiedän, etten voi hyvin ilman sitä", hän sanoi.

Shirley on 69-vuotiaana hyvin herkkä lääkkeille ja lisäravinteille. Hän sattuu myös olemaan anoppini. Shirley sai 6,25 mg/päivä jodia/jodidia (Iodoral®), joka auttoi hoitamaan monia kilpirauhasen vajaatoiminnan oireita, kuten kylmiä raajoja, hiustenlähtöä, kuivaa ihoa ja väsymystä. Kaikki hänen oireensa paranivat merkittävästi jodilisän myötä. Lisäksi hän pystyi lopettamaan kilpirauhashormonin käytön jodin myönteisten vaikutusten vuoksi. Noin neljä kuukautta sen jälkeen, kun Shirley oli aloittanut jodilisän, hän sai sydämentykytyksiä. Kun anoppisi saa sydämentykytyksiä, se ei ole hyvä asia. Sydämentykytykset loppuivat kahden päivän kuluttua ilman jodia. Shirleytä neuvottiin ottamaan mikrogrammaisia annoksia jodia Atomidine®:n (Edgar Caycen jodivalmiste) muodossa kolmena päivänä viikossa. Annoksen pienentämisen jälkeen kaikki hänen kilpirauhasen vajaatoiminnan oireensa ovat parantuneet, eikä hänellä ole enää sydämentykytyksiä. Shirleyn tapaus on hyvin harvinainen. Viimeisten 12 vuoden aikana minun on tarvinnut käyttää vain muutama kerta mikrogrammamääriä jodia. Tämä on tapahtunut potilailla, jotka ovat erittäin herkkiä lähes kaikelle.

Edellä mainitut tapaukset osoittavat, että jokaiselle potilaalle on laadittava yksilöllinen hoitosuunnitelma. Ne jotka ovat herkkiä lääkkeille, saattavat tarvita pienemmän annoksen ja saattavat joutua laimentamaan jodiannostaan. Jos jodista on puutetta, on harvinaista, ettei löydy sopivaa annosta, joka parantaisi kliinistä oireilua.

Amanda, 23-vuotias kuntosaliohjaaja, valitti raajojensa kylmyyttä ja väsymystä. "Opetan neljä aerobic-tuntia päivässä ja olen uupunut jokaisen tunnin jälkeen", hän sanoi. Amandan syljen/seerumin jodidipitoisuutta ei voitu laskea, koska hänen jodipitoisuutensa oli liian alhainen. Lisäksi hänellä oli seerumissa suuri määrä bromidia (127 mg/l). Kuten 11 luvussa todetaan, on bromidi myrkyllinen halogeeni, joka estää jodin imeytymistä ja sitoutumista elimistössä. Amandalle aloitettiin 25 mg/päivä jodia/jodidia (Iodoral®). Hänen oireensa paranivat välittömästi. "En ollut uupunut aerobic-tuntini opettamisen jälkeen. Myös käteni ja jalkani lämpenivät", hän sanoi. Amanda valitti myös ihottumaa ihollaan sen jälkeen, kun hän oli opettanut allas-aerobic-tunnin. Allas desinfioitiin bromilla. Jodin ottamisen jälkeen ihottuma hävisi välittömästi. Seurantatestit osoittivat, että Amandan sylki/seerumin jodidipitoisuus parani 42,5:een ja seerumin bromipitoisuus laski tasolle 16,7 mg/l.

Amandan tapauksen päivitys: Amanda on nyt saanut jodia kolme vuotta. "En lopettaisi sen ottamista, koska se saa minut tuntemaan oloni niin hyväksi. Suurin havaitsemani ero on se, että energiatasoni laskee, kun olen muutaman päivän ilman jodia", hän sanoo.

Uusi (5. painos) päivitys Amandan tapauksesta: Amanda jatkaa 25 mg jodia päivässä. Hän on saanut ensimmäisen lapsensa ja otti saman jodiannoksen koko raskauden ajan. Amanda kertoi äskettäin minulle: "Kaikista asioista, joita olen vuosien varrella ottanut, jodi on parasta. Jos jätän muutaman päivän sen ottamisen väliin, alan turvota ja energiani laskee. Kehoni kertoo minulle, kun unohdan ottaa jodia. En halua koskaan lopettaa sen ottamista."

Amandan tapaus on hyvin yleinen. Jodin puutteen korjaaminen voi ratkaista tosiaankin oireet, jotka liittyvät kilpirauhasen vajaatoimintaan. Jos jodin puute ja kilpirauhasen vajaatoiminta ovat olemassa, on jodin puute korjattava ensin. Tämä selitettiin luvussa 6. Amandan tapauksessa jodivajeen korjaaminen luultavasti auttoi elimistöä pääsemään eroon myrkyllisestä halogeenista bromista. Hänen ihonsa paraneminen oli todiste tästä.

Kim, 42-vuotias liikenainen, halusi epätoivoisesti saada toisen lapsen. Hän sanoi: "Poikani on 11-vuotias, ja haluan, että *hän saa veljen tai siskon. " Kimillä oli ollut kaksi keskenmenoa kahden viime vuoden aikana. ja hänen oli vaikea tulla raskaaksi. Hänen ensimmäinen raskautensa oli hänelle hyvin vaikea, sillä hän oli erittäin väsynyt ja synnytys oli hyvin vaikea. Kimillä diagnosoitiin kilpirauhasen vajaatoiminta ensimmäisen lapsensa syntymän jälkeen ja hänelle annettiin kilpirauhashormonia (Armour® thyroid). "Tunsin oloni paremmaksi Armour® thyroidilla, mutta minua palelsi edelleen. Pahinta oli se, että energiani ei koskaan palannut poikani syntymän jälkeen", hän sanoi. Kim kuuli luennon, jonka pidin jodista, ja tarkistutti jodipitoisuutensa. Hänen jodirasituskokeensa tulos oli alhainen 22 % erittymisellä (normaali > 90 %), ja hänelle annettiin 50 mg/vrk Iodoral®-valmistetta. "Tunsin heti valtavan muutoksen. Energiani palasi ja kaikki jäljellä olevat kilpirauhasen vajaatoiminnan oireet hävisivät viikkojen kuluessa. Se tuntui ihmeeltä", hän sanoi. Kim tuli raskaaksi pian sen jälkeen, kun hän oli aloittanut jodilisän käytön, ja hän synnytti terveen poikavauvan yhdeksän kuukauden kuluttua myöhemmin. Raskauden aikana hän jatkoi jodilisää. "42-vuotiaana tämä oli helpoin raskaus. Lihoin 16 kiloa ja mahduin kaikkiin tavallisiin vaatteisiini heti synnytyksen jälkeen. Kätilöni oli hämmästynyt siitä, miten helppoa tämä raskaus oli minulle. En ollut edes väsynyt synnytyksen jälkeen. Toivon, että olisin ottanut jodia jo aiemmin elämässäni", hän sanoi.*

Kimin tarina toistuu vastaanotollani kerta toisensa jälkeen. Jodilisä auttaa usein parantamaan kilpirauhasen vajaatoimintaa. Monesti, vaikka kilpirauhashormonia täydennetäänkin, jotkut kilpirauhasen vajaatoiminnan oireet jatkuvat edelleen. Kokemukseni on osoittanut, että parhaat tulokset kilpirauhasen hoidossa saavutetaan, kun jodin puute korjataan.

---

[1]Vitale, M. Endokrinologia. 2000 Feb; 141(2):598-605.

Luku 15: Kysymyksiä ja vastauksia

Tässä luvussa vastataan jodia koskeviin yleisiin kysymyksiin.

K: Onko Lugolin jodin ja tablettimuotoisen Lugolin, kuten Iodoral®:n, välillä eroa? tai Iodozyme HP™?

V: Ei. Kaikki kolme tuotetta sisältävät jodia ja jodidia. Kaksi tippaa Lugolin jodia vastaa yhtä Iodoral®- tai Iodozyme HP™ -tablettia (molemmat sisältävät 12,5 mg jodia/jodidia). Lugolin liuoksessa on melko voimakas metallinen maku, jota jotkut pitävät epämiellyttävänä. Alle 50 mg:n annoksille suosin yleensä tabletteja. Yli 50 mg:n annoksille suosittelen Lugols-jodia, koska sen hinta on edullisempi.

K: Tarvitsevatko lapset jodia?

V: Kyllä. Lapset ja aikuiset tarvitsevat riittävästi jodia. Lapset tarvitsevat pienempiä määriä pienemmän kokonsa vuoksi. Jodin annosteluohjeita lapsille käsiteltiin luvussa 10.

K: Onko jodin laastaritesti luotettava?

V: Ei. Jodilaastaritesti ei anna hyödyllistä tietoa elimistön kokonaisjoditilanteesta. Noin 20 prosenttia elimistön jodikuormasta on ihossa. Jodilaastaritesti voi antaa tietoa siitä, kuinka paljon jodia on ihossa, mutta tutkimuksia ei ole tehty sen todentamiseksi. Eräässä tutkimuksessa havaittiin, että yli 85 % iholle levitetystä jodista sublimoitui (haihtui) ilmaan. Luotettavampi indikaattori kehon kokonaisjodikuormituksesta on 24 tunnin jodirasitustesti virtsasta.

K: Jos minulla ei ole kilpirauhasta, tarvitsenko jodia?

V: Kyllä. Jodia on kaikissa kehon kudoksissa, ei vain kilpirauhasessa. Jopa ilman kilpirauhastakin, muu elimistö tarvitsee jodia.

K: Aiheuttaako jodilisäys struuman?
V Ei. Jodin puute aiheuttaa struuman. Lääketieteellinen tutkimus on osoittanut tämän jo yli 100 vuoden ajan.

K: Tarvitseeko kaikkien ottaa 50 mg jodia päivässä?
V: Ei. Ei ole olemassa yhtä ainoaa annosta, joka olisi tehokas kaikille. Suosittelen työskentelemään jodin vaikutukset osaavan terveydenhuollon kanssa.

K: Onko jodin puute nykyään yleisempää kuin aiemmin?
V: Kyllä. Nykyaikaisen ympäristömme lisääntyneen myrkyllisyyden vuoksi jodin puute on entistä yleisempää. Kemikaalien ja goitrogeenien, kuten bromin ja fluoridin, tulva on lisääntynyt dramaattisesti viimeisten 40 vuoden aikana. Mitä jodipitoisuuksillemme on tapahtunut tänä aikana? Ne ovat laskeneet yli 50 prosenttia. Goitrogeenit voivat sitoutua jodireseptoreihin ja myös vahingoittaa jodin kuljetusmekanismeja. Goitrogeenit voivat pahentaa jo olemassa olevaa jodin puutetta. Kun tähän yhdistetään ravinteiden määrän väheneminen elintarvikkeissamme, ei ole ihme, että ihmisten on nautittava suurempia määriä jodia, kuin ennen.

K: Aiheuttaako jodi kilpirauhasen autoimmuunisairauksia, kuten Hashimoton ja Gravesin tautia?
V: Ei. Kilpirauhasen autoimmuunisairaudet ovat lisääntyneet viimeisten 40 vuoden aikana, kun jodi tasot ovat laskeneet. Jos jodi olisi kilpirauhasen autoimmuunisairauksien syy, pitäisi jodipitoisuuden laskiessa Hashimoton ja Gravesin tautien esiintymisen vähentyä. Näin ei ole tapahtunut, vaan ne päinvastoin ovat lisääntyneet. Viimeisten 40 vuoden aikana kilpirauhasen autoimmuunisairaudet ovat lisääntyneet epidemianomaisesti.

K: Onko jodilisällä sivuvaikutuksia?

V: Minkä tahansa lisäravinteen, myös jodin, antaminen voi aiheuttaa sivuvaikutuksia. Asianmukaisilla seurantakäynneillä ja seurannalla haittavaikutukset ovat helposti hoidettavissa. Luvuissa 5-7 tarkastellaan, miten voi minimoida autoimmuunisairauksien haittavaikutuksia, ja luvussa 13 kuvataan jodin haittavaikutuksia yksityiskohtaisemmin.

K: Miksi perinteinen lääketiede ei ole tunnustanut, että jodin puutetta esiintyy vielä nykyäänkin?

V: Luonnontuotetta ei voi patentoida. Patentoitavissa oleva tuote voi olla erittäin kannattava lääkeyritykselle. Big Pharma - kartellin päätavoite on tehdä voittoa. Big Pharma on osoittanut vähän kiinnostusta luonnontuotteisiin, koska se ei voi maksimoida voittojaan patentoimattomilla tuotteilla. Lisäksi suurin osa lääketutkimukseen tarkoitetusta rahasta on lääkeyritysten hallinnassa. Big Pharmalla ei ole mitään taloudellista intressiä tutkia mitään edullista luonnontuotetta, jodi mukaan lukien.

K: Aiheuttaako jodin puute rintasyöpää?

V: Rintasyöpä on monitekijäinen sairaus. Kuitenkin todisteet, jotka yhdistävät jodin puutteen ja rintasyöpään ovat kiistattomat. Jodin puute voi joko olla, tai ei ole ainoa syy rintasyöpäepidemiaan, mutta varmaa on sen hyvin suuri merkitys tässä sairaudessa. En usko, että rintasyövän kaltaista kroonista sairautta voi hoitaa asianmukaisesti etsimättä sen taustalla olevaa syytä. Rintasyöpä ei johdu kemoterapian, sädehoidon ja leikkausten puutteesta. Minulla ei ole epäilystäkään siitä, etteikö jodin puute yhdistettynä ympäristömme lisääntyneeseen myrkylliseen kuormitukseen olisi merkittävä syy rintasyöpäepidemiaan.

K: Enkö saa tarpeeksi jodia suolasta?

V Et. Suolan sisältämä jodi ei ole hyödynnettävissä elimistössämme kovin hyvin. Lisäksi monet ihmiset välttävät suolaa kokonaan ruokavaliossaan. Puhdistettu suola on elimistöllemme myrkyllinen aine, ja sitä on vältettävä. Puhdistamaton suola on meille paljon terveellisempää. Lisätietoja saa kirjastani *Salt Your Way to Health*.

K: Voinko saada liikaa jodia?

V: Kyllä. Mitä tahansa voi saada liikaa. On tärkeää, että terveyttäsi seurataan asianmukaisesti terveydenhuollon ammattilaisen kanssa. Aiemmin jo todettiin, että liian jodin nauttimisesta johtuvat haittavaikutukset ovat helposti hoidettavissa annosta muuttamalla. Pidä mielessä, että jos sinulla on normaali munuaistoiminta, liika jodi erittyy helposti pois munuaisten kautta.

K: Pitääkö minun pienentää kilpirauhaslääkitykseni annosta, kun aloitan jodin käytön?

V: Se vaihtelee jokaisen kohdalla, mutta kokemukseni on osoittanut, että kolmannes kilpirauhashormonilla hoidettavista ihmisistä, voi alentaa tai vähentää merkittävästi kilpirauhashormoniannostaan aloitettuaan jodin käytön. Loput kaksi kolmasosaa kilpirauhashormonia käyttävistä ihmisistä voi jatkaa samaa annostusta. Jos jodia aloitettaessa esiintyy sydämentykytystä, neuvottele lääkärisi kanssa kilpirauhashormoniannoksen pienentämisestä. Lisäksi jotkut potilaat, jotka jo käyttävät kilpirauhashormonia, huomaavat aloitettuaan jodin käytön, että he eivät enää tarvitse kilpirauhashormonia. Asianmukainen seuranta ja jodin tunteva terveydenhuollon ammattilainen voi auttaa sinua.

K: Aiheuttaako jodilisäys sydämentykytystä?

V: Joillakin ihmisillä se aiheuttaa. Jodilisä toimii parhaiten osana kokonaisvaltaista hoitoa, jossa painotetaan vitamiineja, mineraaleja ja hormonitasapainoa. Muutamat potilaat ovat hyvin herkkiä kaikkeen, mitä he ottavat. Joskus annan potilaideni ottaa jodia joka toinen päivä. Jokainen henkilö tarvitsee yksilöllisen annoksen.

K: Onko jodi antioksidantti?

V: Vastaus on selvä. Jodi voi C-vitamiinin tavoin toimia sekä antioksidanttina että hapettimena. Itse asiassa jodi on yksi voimakkaimmista tunnetuista antioksidanteista. Tarvitsemme tasapainoa kehossamme sekä antioksidanttien että hapettimien välillä. Jodi, kuten C-vitamiinikin, voi auttaa tarjoamaan tämän tasapainon.

K: Voiko jodilisäys aiheuttaa Hashimoton tai Gravesin taudin puhkeamisen?

V: Kyllä. Jos jodia kuitenkin annetaan osana kattavaa kokonaisvaltaista hoito-ohjelmaa, niin kliininen kokemukseni on osoittanut, että tämä on hyvin harvinaista. On tärkeää antaa asianmukaista ravintoaineita, jotta voidaan vähentää hapettumisvaurioita, joita esiintyy kilpirauhasen autoimmuunisairaudessa (käsitellään luvuissa 5-7). Puhdistamaton suola, C-vitamiini, seleeni ja magnesiumlisä auttavat kaikki minimoimaan puhkeamista. Näitä ravintoaineita voidaan ottaa 2-4 viikon ajan ennen jodihoidon aloittamista, jotta minimoidaan riskiä.

Luku 16: Ajatuksia lääketieteen jodifobian voittamisesta

"Lääketieteellinen jodifobia on perusteeton pelko epäorgaanisen, ei-radioaktiivisen jodin/jodidin käyttöä ja suosittelua kohtaan määrinä, jotka tunnetaan kolmen sukupolven lääkäreiden kollektiivisen kokemuksen perusteella turvallisimmiksi ja tehokkaimmiksi määriksi jodin/jodidin puutteen oireiden hoidossa 12,5-50 mg/vrk." Lääketieteellisen jodifobian termiä käytti ensimmäisenä jodiatutkinut mentorini, tohtori Guy Abraham.

Tohtori Abraham kävi huolellisesti läpi jodin historiaa lääketieteessä ja kirjoitti sarjan artikkeleita jodista The Original Internist -lehteen. Nämä artikkelit ovat luettavissa osoitteessa: www.optimox.com

Minusta on uskomatonta, että nykyaikana suurin osa lääkäreistä ei ymmärrä eikä halua oppia ymmärtämään optimaalisen jodipitoisuuden ylläpitämisen tärkeyttä. Jokainen kehon solu tarvitsee jodia toimiakseen optimaalisesti. Valkosolut eivät voi taistella infektioita vastaan ilman jodia. Jodi keskittyy rauhaskudokseen, jotta rauhasten normaali rakenne säilyy. Lisäksi jokainen rauhanen tarvitsee riittävästi jodia tuottaakseen hormoneja. Elimistössä ei ole yhtään sellaista hormonia, joka voitaisiin tuottaa ilman riittävää joditasoa.

Kuten olen kuvannut tässä kirjassa, jodin puute johtaa vakaviin seurauksiin, joita ovat muun muassa seuraavat vaikutukset: lisääntynyt syöpäriski rinnoissa, munasarjoissa, kohdussa, kilpirauhasessa ja eturauhasessa. Lisäksi alhainen jodipitoisuus johtaa moniin vakaviin sairauksiin, kuten kilpirauhasen autoimmuunisairauteen, kilpirauhasen vajaatoimintaan, immuunijärjestelmän huonoon toimintaan, väsymykseen, ADHD:hen, autismiin ja sydänsairauksiin. Katsoen jodin terapeuttisia vaikutuksia on vaikea käsittää, että lääketieteellinen jodifobia on edelleen olemassa, mutta valitettavasti se elää yhä.

Miksi lääketieteellistä jodifobiaa on yhä?

Yli 13 vuoden ajan lähes jokaiselta uudelta potilaalta, joka on tullut vastaanotolleni (mukaan lukien kumppanieni potilaat) on testattu jodipitoisuus. Luvut eivät valehtele: Yli 6 000 potilaan testauksen jälkeen, jodin puutetta esiintyy yli 96 prosentissa tapauksista. Samana aikana, kun joditasot on todettu alhaisiksi, olen suositellut jodilisää. Voin yksiselitteisesti todeta, että jodihoito tuottaa enemmän myönteisiä tuloksia kuin mikään muu hoito, lääkkeet ja lisäravinteet mukaan luettuina.

Positiivisten tulosten näkeminen päivittäin saa minut kysymään itseltäni: "Miten niin monet lääkärit voivat edelleen pelätä jodin käyttöä?" Yritän vastata tähän kysymykseen tässä luvussa.

Aiheuttaako jodi hypotyreoosia?

Luennoidessani tämä on yksi yleisimmistä kysymyksistä, joita lääkärit kysyvät minulta. Vaikka kuvailin jodin aiheuttamaa kilpirauhasen vajaatoimintaa luvussa 13, haluaisin täydentää keskustelua tässä. Hoidettuamme tuhansia potilaita - minä ja kumppanini - olemme nähneet kaikkiaan kaksi kertaa potilaan, joille on kehittynyt jodin aiheuttama kilpirauhasen vajaatoiminta. Tämä on alle 0,1 prosenttia potilaista, joita olemme hoitaneet. Vaikka sitä voi esiintyä, se on hyvin harvinaista. Lukemalla ja kuuntelemalla monia kokonaisvaltaisten ja perinteisten lääkäreiden jodia koskevia paasauksia voit alkaa uskoa, että jodin aiheuttama kilpirauhasen vajaatoiminta on yleinen jodihoidon sivuvaikutus. Näin ei ole.

Syy, miksi monet lääkärit luulevat jodin aiheuttavan kilpirauhasen vajaatoimintaa sivuvaikutuksena, on se, että he eivät ymmärrä jodin biokemiaa ja fysiologiaa. Joidenkin potilaiden kohdalla jodihoidon alussa kilpirauhasta stimuloivan hormonin (TSH) taso nousee. Arvioisin, että TSH nousee noin 25 prosentilla potilaista, jotka aloittavat jodilisähoidon. Itse asiassa TSH-taso voi nousta yli laboratorion viitealueen. Kuinka korkealle se voi nousta? Useimmilla potilailla se voi nousta 5-15mIU/l:iin (normaali 0,5-4,5mIU/l) jopa kuuden kuukauden ajaksi.

Osoittaako TSH:n nousu kilpirauhasen vajaatoimintaa? Ei välttämättä. Suurimmassa osassa tapauksia - ainakin 95 %:ssa - jodilisän aiheuttama TSH:n nousu ei ole jodin aiheuttamaa kilpirauhasen vajaatoimintaa. Olen luennoinut lääkäreille tästä käsitteestä yli kymmenen vuoden ajan. Anamneesi ja fyysinen tutkimus sekä kaikkien kilpirauhaskokeiden seuraaminen voivat erottaa toisistaan normaalin ja odotetun jodilisäyksen aiheuttaman TSH:n nousun sellaisesta TSH:n noususta, joka viittaa kilpirauhasen vajaatoimintaan.

Kilpirauhasen vajaatoimintaan liittyvä TSH:n nousu liittyy alentuneisiin T3- ja T4- kilpirauhashormoneiden pitoisuuksiin sekä käänteiseen RT3 pitoisuuteen. Lisäksi kilpirauhasen vajaatoiminnan TSH:n nousuun liittyy myös kliinisiä oireita, jotka liittyvät kilpirauhasen vajaatoimintaan, kuten väsymys, päänsärky, kylmyys, kuiva iho, painonnousu jne.

Jodihoidon yhteydessä tapahtuvaan normaaliin ja odotettuun TSH:n nousuun ei liity kilpirauhasen alentuneita kilpirauhashormonitasoja. Itse asiassa T3, T4 ja käänteinen RT3 paranevat usein jodihoidon myötä. Tärkeintä on, että potilas ei valita huonoa oloaan jodihoidon yhteydessä - hän yleensä ilmoittaa voivansa paremmin. Voin taata teille, että jos potilas ilmoittaa voivansa paremmin jodilisäyksen myötä, se ei aiheuta kilpirauhasen vajaatoimintaa.

Jodihoitoa aloitettaessa TSH:n kohoaminen on odotettavissa oleva aivolisäkkeen normaali vaste. Kuten aiemmin totesin, TSH stimuloi natriumjodidisymporterin (NIS) tuotantoa, joita tarvitaan jodin kuljettamiseen verenkierrosta soluihin. Jos jodia on vähän, NIS:n tarve on vähäinen. Kun jodia lisätään, elimistön on tuotettava lisää NIS:ää, johon se tarvitsee kohonnutta TSH:ta. Kestää yleensä kolmesta kuuteen kuukautta kyllästää solut jodilla. Siinä vaiheessa TSH-tasot laskevat takaisin viitealueelle. Pelkkä kilpirauhashormonitasojen seuraaminen ja anamneesi ja lääkärintarkastus voivat nopeasti kumota ajatuksen siitä, että jodi aiheuttaa kilpirauhasen vajaatoimintaa.

Loppuarviointi

Valitettavasti lääketieteellinen jodifobia elää edelleen ja voi hyvin. Se on kuitenkin seurausta vääristä tiedoista ja tietämättömyydestä. Jodin taustalla olevan biokemian ja fysiologian ymmärtämisen pitäisi parantaa kenet tahansa jodin aiheuttamasta lääketieteellisestä jodifobiasta. Hoidettuani tuhansia potilaita ja pidettyäni luentoja monille terveydenhuollon ammattilaisille ja kuultuani heidän menestystarinoitaan jodin käytöstä, olen varma, että lääketieteellinen jodifobia voidaan poistaa.

LIITE: RESURSSIT

1. Jodoralin yksittäisiä tilauksia voi ostaa Center for Holistic Medicine -liikkeestä (tohtori Brownsteinin vastaanotto): puhelin 1.866.877.6467 tai www.centerforholisticmedicine.com Lisätietoja: www.drbrownstein.com

2. Joditestejä ja jodirasitustestiä sekä bromidi- ja fluoriditestejä varten ota yhteyttä:
   FFP Lab (www.ffplab.org]
   puhelin 1.877.900.5556
   Hakala Labs (www.hakalalabs.com]
   puhelin 303.763.6242
   Doctors Data (www.doctorsdata.com]
   puhelin 800.323.2784

3. Jodiallergioissa NAET (Nambudripad's Allergy Elimination Technique) voi olla avuksi. NAET-hoitajan löytämiseksi soita: 1.714.523.3068 tai katso internetistä: www.naet.com.

4. Apteekkari voi valmistaa Lugolin liuosta tai bioidenttisiä hormoneja. Löytääksesi apteekkihenkilökunnan löytämiseksi ota yhteyttä:
   The International Academy of Compounding
   Pharmacists (IACP)
   iacpinfo@iacprx.org
   puhelin (800)-927-4227
   Faksi: 281-495-0602

5. Suomessa Lugolin jodia voi ostaa nettikaupoista hakusanoilla Lugolin jodi, amazon.de nettikaupasta hakusanoilla Lugols iodine sekä https://www.naturverlesen.de/Lugolsche-Loesung.